Karin Schweitzer

Gesund mit Basischer Ernährung

Band II.

Rezepte im Basenüberschuss

vegan
vegetarisch
basisch

Schweitzerhaus Verlag

Schrift * Wort * Ton

Karin Schweitzer

Frangenberg 21 * 51789 Lindlar * Telefon 02266 47 98 211

eMail: mail@schweitzerhaus.de

Satzlayout und Umschlaggestaltung:

Karin Schweitzer, Lindlar

Fotos: Fotolia, AdobeStock, Karin Schweitzer

Gedruckt in Deutschland

Besuchen Sie uns im Internet:

www.schweitzerhaus.de

1. Auflage 2019

ISBN: 978-3-86332-061-4

Inhaltsverzeichnis

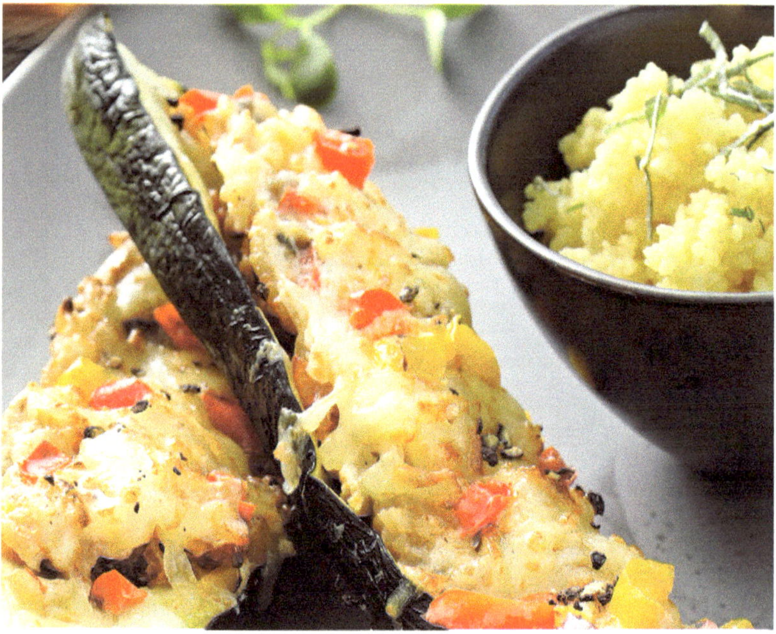

Gefüllte Zucchini mit Kokos-Couscous

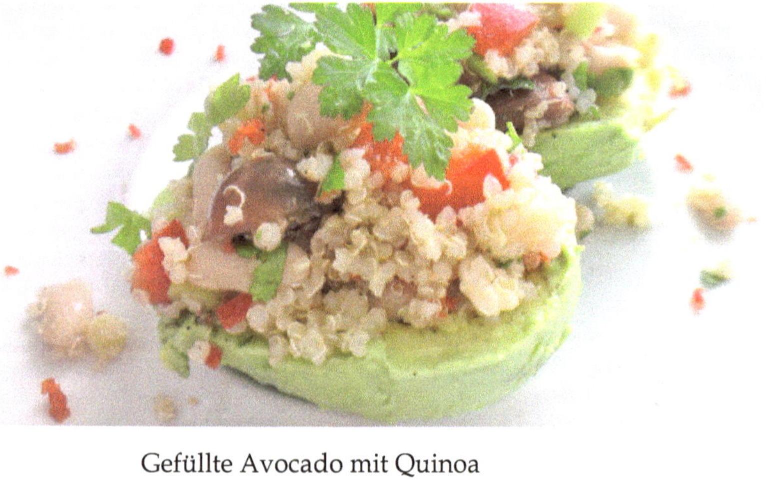

Gefüllte Avocado mit Quinoa

Die Freiheit des Menschen liegt nicht darin,

dass er tun kann, was er will,

sondern darin, dass er nicht tun muss,

was er nicht will.

Jean-Jaques Rousseau

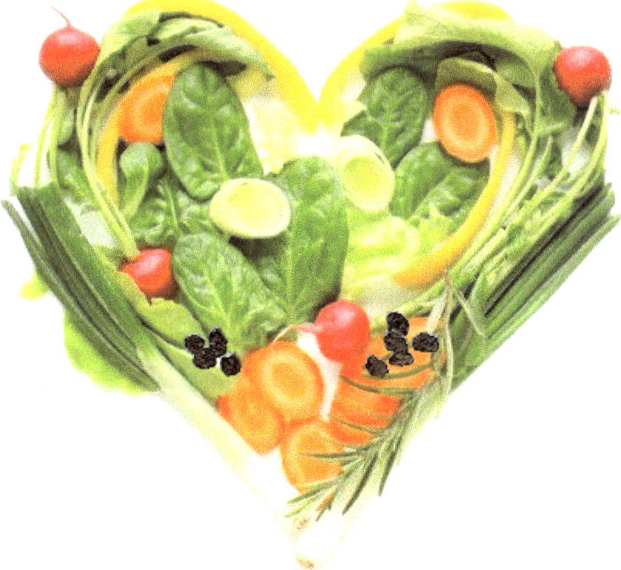

Auf ein Wort …

Vielen Menschen habe ich einen Weg gezeigt, um wieder gesund zu werden und solange der Schmerz groß genug war, ernährten sie sich auch basisch. Aber dann kamen schleichend die alten Gewohnheiten zum Vorschein und dann hieß es: «Das ist ja alles schön und es geht mir auch besser, aber es ist auf die Dauer doch ziemlich aufwendig, sich immer basisch zu ernähren.»

Daraufhin habe ich mich damit beschäftigt, schnelle Rezepte zu entwickeln und auszuprobieren. Rationell zu kochen und dabei auch die Vorratshaltung mit einzuplanen. So koche ich nicht nur sechs Kartoffeln, sondern den ganzen Beutel und kann daraus drei bis vier schnelle Gerichte zaubern. Das können Sie auch mit Hirse, Quinoa, Buchweizen und Amaranth machen. Für die, die mein Buch «Gesund mit Basischer Ernährung» noch nicht kennen, erkläre ich in kurzen Worten, was basische Ernährung ist:

Basische Ernährung versorgt den Menschen mit basischen Mineralstoffen sowie mit allen Nähr- und Vitalstoffen, die der Körper benötigt, um in sein gesundes Gleichgewicht zu gelangen. Gleichzeitig verschont die basische Ernährung den Menschen mit all jenen sauren Stoffwechselrückständen, die durch die übliche Ernährungsweise im Körper entstehen. Auf diese Weise wird der Säure-Basen-Haushalt ausgeglichen, sodass in allen Körperbereichen wieder der richtige und gesunde pH-Wert entstehen kann.

Im Anhang finden Sie eine Tabelle der basenbildenden Lebensmittel und der guten Säurebildner.

Wenn es möglich ist, sollten Sie die Zutaten immer in Bio-Qualität einkaufen oder aus dem eigenen Garten nehmen.

Und nun wünsche ich Ihnen viel Freude bei der Zubereitung und natürlich

«Guten Appetit».

Smoothies

Zuerst geben Sie die Obst- und Gemüsestücke in den Mixer, dann Gräser, Salat oder auch Pulver und füllen den Behälter bis zu einem halben Liter mit Flüssigkeit auf. Dann lassen Sie ihn circa eine Minute laufen. Danach sollte Ihr Getränk wunderbar samtig sein. Je nachdem für wie viele Portionen Sie den Smoothie zubereiten, nehmen Sie mehr oder weniger Zutaten. In den Rezepten ist es circa auf einen halben bis einen Liter gerechnet. Ein Liter Smoothie ersetzt eine ganze Mahlzeit.

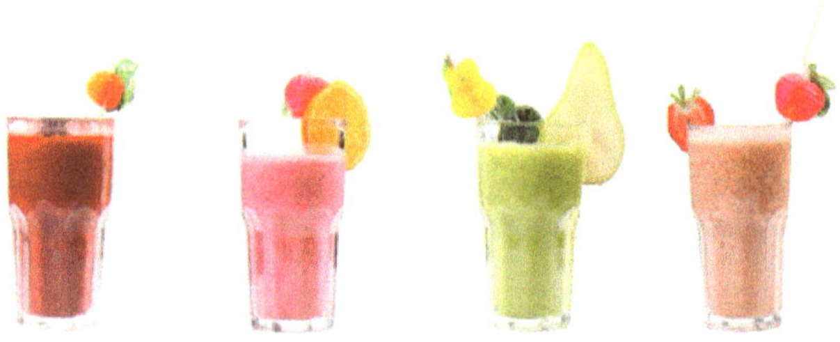

Grundrezept Smoothie

Blatt-Salat
Früchte
Wasser
1 TL Walnussöl

Bananensmoothie

Banane
drei bis vier Schlüsselblumenblätter und -blüten
eine Handvoll Minze
Löwenzahnblätter und -blüten
Ananassaft
frisch gepresster O-Saft
Kokosmilch,
1 TL Hanföl

Brennnesselsmoothie

1 Handvoll Brennnesselblätter
1 Banane
Saft einer Zitrone
Saft aus Ananas und Mango
½ Dose Kokosmilch
1 TL Hanf-Öl

Salat-Minze-Smoothie

20 Blätter Minze
10 Blätter Salat
3 Blätter Zitronenmelisse
1 Zitrone komplett
1 überreife Banane
1 TL Avocadoöl

Brennnessel-Ananas-Smoothie

1 Ananas, nur den Saft
20 Brennnesselspitzen, (schneiden Sie die Brennnessel unter den oberen 5 Blättern ab. Alternativ können Sie Brennnesselblattpulver verwenden
1 Tl Hanf-Öl

Erdbeer-Minze-Smoothie

1 Banane
1 Handv. Minzblätter
200 g Erdbeeren
Saft einer Zitrone
Kokosmilch
1 TL Hanf-Öl

Himbeer-Löwenzahn-Smoothie

1	Banane
1 Handvoll	Löwenzahnblätter und -blüten
200 g	Himbeeren
Saft einer	Limette
	Mandelmus
	Wasser
1 TL	Walnuss-Öl

Kohlrabi-Smoothie

1 Banane
5 zarte Blätter einer Kohlrabi
Saft einer Zitrone
Minze, Petersilie
Hanfprotein
Saft von 2 Äpfeln

Kumquat-Smoothie

10	Mini-Orangen
1	Banane
1	Zitrone
10	Minzeblätter

200 ml Kokoswasser
200 ml Ananassaft (frisch gepresst)

Zitrone zur Hälfte schälen und mit den anderen Zutaten in einen Behälter geben und zu einem feinen Smoothie mixen.

Löwenzahn-Smoothie

1 Handv. Löwenzahn, Blätter und Blüten
1 Mango
1 Banane
1 Zitrone
1 Ananas, nur den Saft
1 TL Hanf-Öl

Radieschen-Smoothie

1 Handv. Radieschenblätter
1 Handv. Minzblätter
1 Banane
1 Zitrone
1 TL Argan-Öl
3 Orangen, nur den Saft

Smoothie Du Jardin

1 Handv. Löwenzahnblätter und -blüten
1 Handv. Giersch
1 Handv. Schlüsselblumenblätter und -blüten
1 Handv. Minze, Schnittlauch, Petersilie
100 ml Ananassaft
100 ml Mangosaft
100 ml Kokosmilch
1 TL Hanf-Öl
1 Banane
1 Handv. Heidelbeeren
1 Zitrone
1 Orange
100 ml Apfelsaft

Tropical Smoothie

1 Banane
1 Kiwi
1 Mango
1 Ananas, nur den Saft
1 Orange
Erdbeeren
1 Zitrone
1 Handv. Minzeblätter

5 - 6 Brennnesselblätter
5 Miniorangen (Kumquat)[1]
5 Bl. Giersch
Wasser, nach Belieben
1 EL geschmolzendes Kokosöl

Vitamin-Smoothie

Kohlrabiblätter
Minze
Mini-Orangen
Schnittlauch
Petersilie
Banane
Erdbeeren
Majoran
Pflücksalat
Ananassaft
1 TL Avocadoöl

---

1 Inhaltsstoffe: Vitamin A, B, C
Kalium, Kalzium, Eisen und Natrium

Kartoffelrezepte

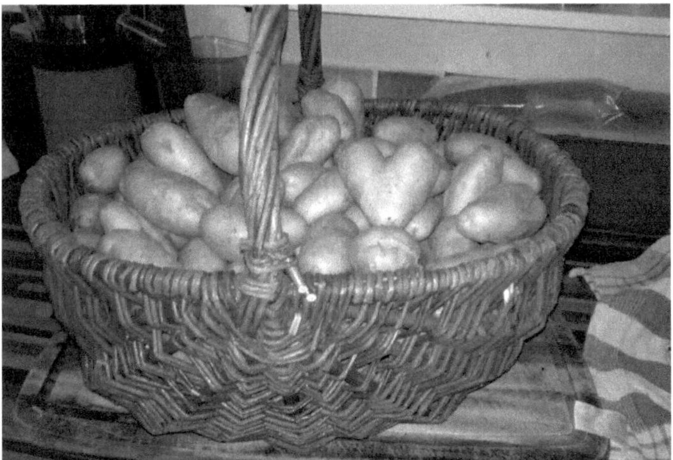

Grundrezept Kartoffeln

1 Beutel	Kartoffeln
2 TL	Salz
2 l	Wasser

Das Wasser und die Kartoffeln zusammen in einen Topf geben, Salz hinzufügen und alles zusammen zum Kochen bringen.

Variante 1: Sie schälen die Kartoffeln vorher

Variante 2: Sie lassen die Schale dran und pellen sie nach dem Kochen ab.

Variante 3: Sie haben einen AMC-Topf, dann geben Sie ein wenig Wasser in den Topf, stellen den Siebeinsatz mit den Kartoffeln hinein und lassen die Kartoffeln im Dampf 20 bis 25 Minuten bei Stufe 2 garen.

Nach der Kochzeit, die Kartoffeln abschütten und kurz mit kaltem Wasser abschrecken.

So lässt sich die Pelle besser abziehen.

Kartoffelpüree mit rohen geriebenen Möhren

5 - 6	gekochte Kartoffeln
2	geriebene Möhren
100 ml	Mandelmilch
1 EL	Hanfsamen (geschält)
150 g	Ghee oder geschmolzene Biobutter
	Salz
	Kurkuma
	Kräuterlinge oder frische Kräuter)
	Pfeffer

Während die Kartoffeln kochen, reiben Sie zwei große Möhren und stellen Sie sie warm.

Die gekochten Kartoffeln stampfen.

Ghee oder geschmolzene Biobutter und warme Mandelmilch hinzugeben. Mit dem Schneebesen oder dem Hand-Mixer aufschlagen, bis eine cremige Masse entsteht.

Mit Salz, Kurkuma, Kräuterlingen (im Sommer frische Kräuter) und Pfeffer würzen.

Die geraspelten Möhren und einen Esslöffel Hanfsamen unterheben.

Zitronen-Kartoffeln

4 EL Kokosöl
4 - 5 kleine Pellkartoffeln
1 Zitrone
1 TL Weißweinessig
1 EL Gemüsefond
1 TL Cognac
einige Stiele frischer Oregano
Meersalz, Pfeffer, Kurkuma

Zuerst das Kokosöl im lauwarmen Bad indirekt erwärmen, sodass es sich vom festen in den flüssigen Zustand versetzt.

In der Zeit die Kartoffeln pellen.

Die Zitrone auspressen, den Saft in eine Schüssel geben, zusammen mit Gemüsefond und Cognac zu einer raffinierten Sauce mischen.

Den Oregano waschen, mit Küchenpapier trocken tupfen, fein hacken und der Sauce untermischen.

Alles mit Meersalz, Kurkuma und Pfeffer abschmecken.

Die Knoblauchzehe schälen, sehr fein hacken und mit dem zuvor erwärmten Kokosöl zur Zitronensauce geben. Mit dem Schneebesen erneut gut durchrühren.

Die Sauce über die noch lauwarmen Kartoffeln gießen und gleich servieren.

Bratkartoffeln mit Tomaten

4 - 5	gekochte Kartoffeln
2	Tomaten
1 EL	Hanfsamen, geschält
	Steinsalz , Pfeffer, Paprika
	Kräuter der Saison

Die gekochten Kartoffeln in Scheiben schneiden und in heißem Kokosöl goldbraun braten.

Mit Steinsalz, Pfeffer und Paprika würzen.

2 Tomaten würfeln und auf einen Teller verteilen.

Hanfsamen und ein wenig Steinsalz auf die Tomaten streuen und die fertigen Bratkartoffeln dazu geben. Und ein paar Kräuter der Saison.

Ein einfaches schnelles Gericht, das satt macht.

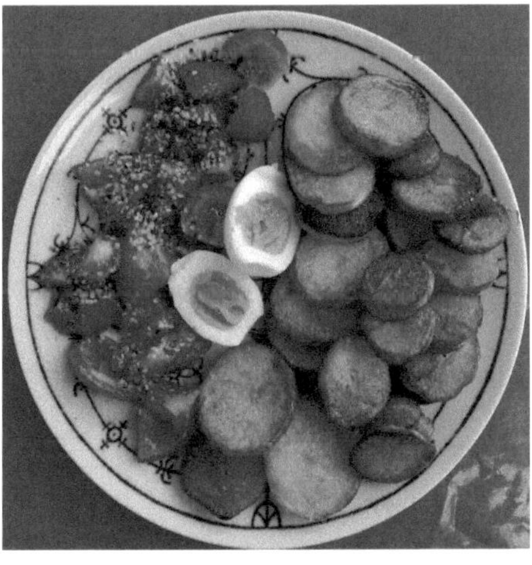

Kartoffeln mit Champignons

1 Portion	Champignons
1 kleine	Zwiebel
1	Knoblauchzehe
1 EL	Kokosöl
100 ml	Kokosmilch
ca. 8	Gurkenscheiben
	Kräuter der Saison
3 - 4	gekochte Kartoffeln
	Salz
	Pfeffer
	Kurkuma

Eine Portion Champignons in Scheiben schneiden.

Eine Zwiebel und eine Knoblauchzehe klein hacken und in Kokosöl goldgelb glasieren.

Geben Sie die Champignons dazu, kurz anschwitzen und mit Kokosmilch ablöschen. 10 Minuten auf kleiner Flamme köcheln lassen. Nach Geschmack (Salz, Pfeffer, Kurkuma) würzen.

Die gekochten Kartoffeln dazugeben und noch einmal fünf Minuten garen lassen.

Legen Sie ein paar Gurkenscheiben auf den Teller, ein paar Kräuter dazu (das Auge isst mit) und füllen Sie den Teller mit dem Inhalt der Pfanne.

Champignon-Kartoffel-Auflauf

6 - 7	Kartoffeln
¼ l	Gemüsebrühe
1	Schalotte
2	Knoblauchzehen
1	Handvoll feine Bohnen
½ Dose	Kokosmilch
2 El	Hanfsamen
10 El	Hirse (gekocht)
	Salz
	Pfeffer
	Kurkuma
	Kreuzkümmel
	Kokosöl
	Chiasamen
	Dinkelsemmelbrösel

Kartoffeln in Scheiben schneiden und ca. 15 Minuten in der Brühe kochen.

Zwiebel und Knoblauch klein hacken und in Kokosöl anbraten.

Eine Auflaufform mit den Kartoffelscheiben und einem Teil der Brühe auffüllen. Darüber streuen Sie die Hanfsamen.

Darüber die Zwiebeln und den Knoblauch verteilen.

Dann eine Schicht grüne Bohnen, darüber die Champignons. Mit Salz, Pfeffer, Kreuzkümmel und Kurkuma würzen.

Mit Kokosmilch auffüllen.

Verteilen Sie die Hirse, die Dinkelsemmelbrösel und die Chiasamen auf der Masse.

Bei 180 Grad (Umluftbackofen) 30 Minuten backen.

Der Auflauf bekommt eine wunderbare krosse Oberfläche.

Pellkartoffeln mit Möhrensalat

2 - 4	Möhren
1 Beutel	Kartoffeln
	Saft einer Zitrone
	Salz
	Pfeffer
	Kurkuma
	Hanföl

Die Kartoffeln 20 Minuten mit Schale kochen, danach abschrecken und pellen

Die Pellkartoffeln mit warmem Kokosöl übergießen und mit Nachtkerzen- oder Chiasamen bestreuen

Die Möhren reiben, mit Salz, Pfeffer, Kurkuma, Hanföl und dem Saft einer halben Zitrone würzen.

Die nicht verwendeten Kartoffeln im Kühlschrank für weitere Gerichte aufbewahren.

Bratkartoffeln mit Möhrensalat

4 - 5	Kartoffeln
1 EL	Kokosöl
	Salz
	Pfeffer
	Kurkuma
	Paprika

3	Möhren
1	Apfel
3 EL	Rosinen
1	Zitrone
	Salz
	Pfeffer
	Kurkuma
	Walnussöl

Kartoffeln in Scheiben schneiden und in Kokosöl leicht anbräunen, mit Salz und Pfeffer würzen.

In der Zwischenzeit die Möhren und den Apfel feinraspeln, mit Salz, Pfeffer, Kurkuma, Walnussöl und Zitrone würzen und die Rosinen unterheben.

Basische Pommes

5 - 6 rohe Kartoffeln
1 TL Salz
1 EL Kokosöl

Kartoffeln schälen

Ein Backblech mit Backpapier auslegen, die Kartoffeln in Pommesform schneiden und auf das Blech legen.

Danach das angewärmte Kokosöl mit dem Pinsel auf die Kartoffelstifte auftragen. Backofen auf 170° aufheizen und die Pommes für circa 20 - 30 Minuten hineinschieben. Ganz nach Belieben, wie kross sie sein sollen.

Bratkartoffeln mit Tomate und Ei

3 - 4	Pellkartoffeln
2 - 3	Tomaten
1	Ei
	Hanfsamen
	Salz und Pfeffer nach Geschmack

Die Pellkartoffeln in Scheiben schneiden und leicht in Kokosöl bräunen.

In der Zwischenzeit ein Ei kochen und die Tomaten in Stücke schneiden

Auf einem Teller anrichten

Mit Salz und Pfeffer würzen und mit Hanfsamen bestreuen

Kartoffel-Lauch-Fritatta

250 g	Kartoffeln
100 ml	Kokosöl
1	Lauchstange
2	Eier
	Meersalz
	Pfeffer
	Gartenkresse

Die Kartoffeln schälen, in kleine Würfel schneiden und mit etwas Salz bestreuen. Den Lauch waschen, in Stücke schneiden und in der Küchenmaschine zerkleinern.

Das Kokosöl in einer mittelgroßen Pfanne erhitzen und die Kartoffelwürfel zugeben. Die Kartoffeln sollten mit dem Fett gerade bedeckt sein. Die Temperatur auf mittlere Hitze zurückstellen und die Kartoffeln etwa 12 - 15 Minuten garen. Nach ca. 7-8 Minuten den Lauch hinzugeben und gut verrühren.

Die Eier in eine Schüssel geben und mit einem Schneebesen kräftig schlagen. Mit Pfeffer und Salz würzen.

Die Kartoffel-Launch-Masse mit einem Sieb vom Fett trennen und zu den Eiern in die Schüssel geben. Diese Masse ca. 3 - 5 Minuten ziehen lassen.

2-3 EL Kokosöl in einer Pfanne erhitzen. Die Ei-Kartoffel-Lauch-Masse in die Pfanne geben und bei geringer Hitze ca. 12 Minuten stocken lassen. In Tortenstücke schneiden, mit frischen Kräutern/ Kresse bestreuen und genießen!

Warmer Kartoffelsalat

1	Aubergine
3 - 4	Pellkartoffeln
1	Tomate
2 EL	Pinienkerne
1/2	Paprika
1/2	kleine Gurke
	Salz
	Pfeffer
	Olivenöl

Gewürfelte Auberginen in Kokosöl braten

Pellkartoffeln klein schneiden und zu den Auberginen in die Pfanne geben

Dazu passt grüner Salat mit Tomaten, Pinienkernen, Paprika, Gurke, alles klein geschnitten

mit Salz, Pfeffer und Oliven-Öl würzen

Alles zusammen auf dem Teller anrichten.

Spargel mit Bio-Butter

6 - 8	Spargelstangen
3 - 4	Kartoffeln
	Butter
	Gartenkräuter
	Salz und Pfeffer

Spargel und Kartoffeln im Wasserdampf 20 Minuten garen

Kartoffeln abschrecken und pellen

mit Butter und Kräutern verfeinern

mit Salz und Pfeffer würzen

1 Glas Weißwein dazu (darf, muss aber nicht :-))

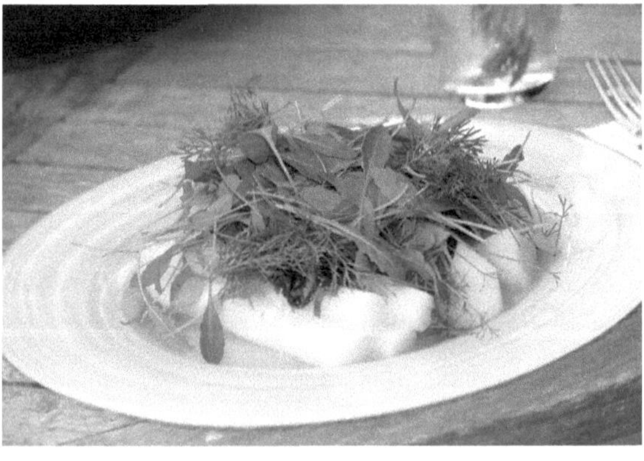

Hirse

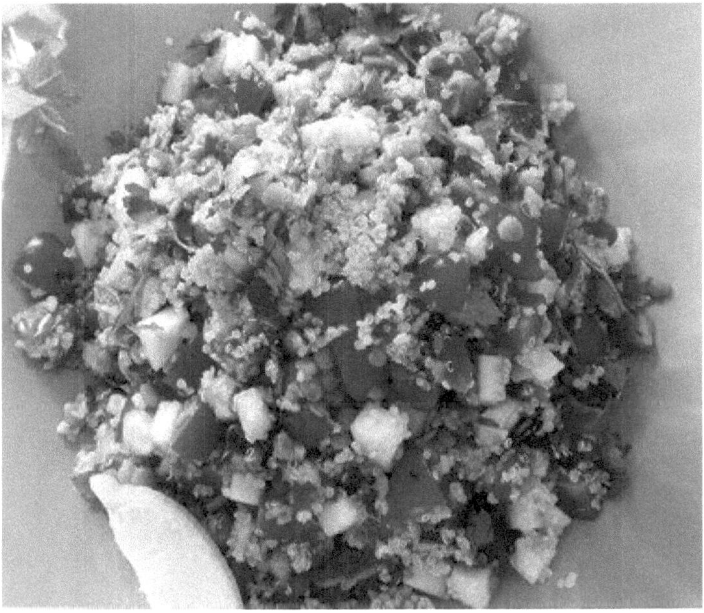

Grundrezept Hirse

1 große Tasse	Hirse
½ TL	Salz
2,5 große Tassen	Wasser

Hirse in die kochende Flüssigkeit einrühren und 15 Minuten köcheln lassen. Auf kleine Stufe zurückschalten und 20 Minuten zugedeckt ausquellen lassen. Während des Quellvorganges (nicht umrühren, damit die Hirse nicht matschig wird) - Sie können die Hirse, die sie nicht gleich benötigen zugedeckt im Kühlschrank aufbewahren.

.Hirsemüsli

3 El	Hirse (gekocht)
2 EL	Erdmandelflocken
2 El	Rosinen
1/2 TL	Xylit oder Kokosblütenzucker
1/4 l	Mandelmilch
20 g	Quinoapops
1	Banane
1	Apfel
1	Birne

100 g Heidelbeeren

Banane in Scheiben schneiden, die übrigen Zutaten hinzugeben und leicht mischen, mit Xylit oder Kokosblütenzucker süßen und mit Mandelmilch übergießen.

Steinpilz-Kokos-Risotto

1 Schalotte
2 EL Kokosöl
200 g Hirse
500 ml Gemüsebrühe
200 ml Kokosmilch
300 g Steinpilze
Meersalz
Pfeffer
Petersilie
Parmesan

Die Schalotte abziehen und fein würfeln. Steinpilze putzen und in kleine Stücke schneiden. Kokosöl erhitzen und die Schalotte unter Rühren glasig dünsten.

Die Hirse dazu geben und weiterrühren.

Brühe und Bio-Kokosmilch verrühren und in einem separaten Topf erhitzen. Wer mehr

Kokosgeschmack haben möchte, kann mehr Kokosmilch nehmen und dafür den Anteil der Gemüsebrühe reduzieren.

Nach und nach jeweils eine Kelle der Flüssigkeit zur Hirse hinzugeben, aber immer erst, wenn die Hirse die vorige Flüssigkeit aufgenommen hat. Die Hirse dabei auf kleiner Hitze köcheln lassen.

Nach ca. 8 Minuten die Steinpilze zur Hirse hinzugeben und wie gehabt weiter köcheln lassen. Wenn die Flüssigkeit vollständig aufgenommen ist und die Hirse die gewünschte Weichheit erreicht hat, mit Salz und Pfeffer abschmecken.

Nach Belieben mit Petersilie dekorieren.

1 Portion essen, Rest einfrieren oder im Kühlschrank für den nächsten oder übernächsten Tag aufbewahren.

Hirsepuffer

3 Portion	gekochte Hirse
1	Ei
1 kleine	Zwiebel
1 - 2	Knoblauchzehen

1 Portion geriebener Käse
(Parmesan, Emmentaler, Ziegenkäse oder vegan)
Salz, Pfeffer, Kurkuma, Chili
wer mag ¼ TL Baharat
Kräuter wie
Petersilie oder Schnittlauch etc.

Die Zwiebel in feine Würfel schneiden. Knoblauch schälen und ebenfalls fein hacken!

Die Zwiebel und den Knoblauch in Kokosöl glasig dünsten. Diese Mischung zur Hirse geben. Dann den Käse unterheben, danach das Ei und mit Salz und Pfeffer abschmecken. Gut vermengen.

In Kokosöl portionsweise von beiden Seiten goldgelb anbraten.

Ich habe geröstete Bohnen dazu gegessen und das Ganze mit Tomaten und Gurke aus dem Garten garniert.

Ergibt ca. 15 Puffer. Was nicht gegessen wird, kann eingefroren werden.

Rührei mit Champignons

2	Eier
ein paar	Champignons
1 EL	Hanfsamen
1 EL	Chia-Samen
1 Port.	gekochte Hirse
	Salz
	Pfeffer
2 EL	Mandelmilch
	Rucola Salat
	Petersilie, Schnittlauch

Die Eier mit Mandelmilch aufschlagen. Champignons klein schneiden und zu der Eimasse geben, würzen.

Die Pfanne auf mittlerer Stufe erhitzen, ein wenig Kokosöl hineingeben.

Wenn das Kokosöl geschmolzen ist, die Eimasse in die Pfanne laufen lassen.

Den Hanf- und Chiasamen darüber streuen.

In der Zwischenzeit erhitzen Sie die Hirse kurz und richten ihn mittig auf dem Teller an, danach den Rucola und die klein geschnittenen Tomaten rundherum auf den Teller verteilen.

Und als Krönung geben Sie das Rührei mit den Champignons auf die Hirse.

Streuen Sie noch ein paar Kräuter, wie Petersilie und Schnittlauch darüber

Chili mit Hirse

1 Portion Hirse
1 kleine Zwiebel
1 Knoblauchzehe
2 Tomaten
1/2 Dose Kokosmilch
200 g Kidneybohnen
1 Stück dunkle Schokolade
Oregano, getrockneter
Kreuzkümmelpulver
Cayennepfeffer
Korianderpulver
Salz
Kokosöl

Die Zwiebel würfeln. Das Kokosöl bei mittlerer Hitze erwärmen und die Knoblauch- und Zwiebelwürfel darin glasig dünsten.

Geben Sie nun die Kokosmilch mit der fertigen Hirse dazu.

Die Gewürzen und die Schokolade zur Hirse geben.

Die Bohnen abgießen und in einem Sieb abspülen und zur Hirse dazugeben. Aufkochen und 15 Minuten bei niedriger Hitze köcheln lassen. Eventuell noch mit mehr Kokosmilch oder Wasser auffüllen.

Die Tomaten werden nur ganz kurz unter die Hirse gehoben, wenn das Gericht vom Herd genommen wurde.

Hirse-Karottenbratlinge

3 EL	gekochte Hirse
1	Ei
1	Karotte
1 EL	geriebener Käse (z.B. Mozzarella, Ziegenkäse)
	Salz, Pfeffer und Paprikapulver
	frische gehackte Petersilie

Die Karotte fein raspeln und Käse, Ei und Gewürze zur Hirse hinzugeben. Alles miteinander vermengen.

Nun kleine Bratlinge aus der Masse formen und in einer Pfanne mit etwas Kokosöl von jeder Seite etwa 2 - 3 Minuten braten.

Tipps: Wer mag, kann die Bratlinge auch in Sesam oder Semmelbrösel panieren, dann werden die Bratlinge außen noch knuspriger.

Die Hirsebratlinge gelingen leicht und schmecken sehr gut mit einem Quark- oder Joghurtdipp und einem frischen Karottensalat.

Besonders lecker schmecken die Bratlinge auch kalt- als Sandwich oder einfach so zur Brotzeit.

Hirse-Mandelbratlinge

3 - 4 EL	gekochte Hirse
10 - 15 g	Buchweizen
1 kleine	Zwiebel
50 g	geraspelte Mandeln
1	Knoblauchzehe
1 TL	Salz
1 TL	Kräutersalz
1 EL	Kokosöl
1 Prise	Pfeffer
1 Prise	Salz
1 Prise	Chili
1 Prise	Cayennepfeffer

Klein geschnittene Zwiebel, Knoblauch, Buchweizen und die übrigen Gewürze zu der Hirse hinzufügen

Aus dem entstandenen Brei mit den Händen kleine Bratlinge formen.

Diese dann in etwas Kokosöl in der Pfanne braten. Mehrmals wenden und nicht zu heiß braten.

Da sind der Phantasie wieder keine Grenzen gesetzt. Es lassen sich wunderbar geriebene Möhren oder anderes Gemüse mit in den Brei einkneten.

Paprika mit Hirse-Pilz-Füllung

1 Portion	Hirse (gekocht)
¼ Liter	Gemüsebrühe
1	Bio-Paprikaschote, rot oder gelb
1	Lauchzwiebel
125 g	Champignons
5 g	Kokosöl
15 g	saure Sahne
25 ml	Mandelmilch
½ EL	Dinkel-Mehl
25 g	veganer Käse
	Pfeffer
	Salz
	Kresse

Von der Paprika den Deckel abschneiden; Paprika entkernen und waschen. Lauchzwiebel und Pilze putzen und in feine Ringe bzw. Scheiben schneiden.

Fett in einer Pfanne erhitzen und die Pilze darin anbraten. Die Hälfte herausnehmen und zur Seite stellen. Lauchzwiebeln kurz anbraten und mit Mehl bestäuben.

Die restliche Brühe und die Milch dazu geben und aufkochen lassen. Saure Sahne und Kresse hinzufügen, abschmecken. Den Käse reiben. Hirse, die Hälfte des Käses und die zur Seite gestellten Pilze vermischen und abschmecken. Die Paprikaschoten damit füllen und den Deckel darauf legen. Pilzsauce und Paprika in eine Auflaufform geben und mit den restlichen Käsestücken bestreuen.

Bei 175°C ca. 45 Minuten überbacken

Brokkoli-Hirse mit Bio Feta

1 Knoblauchzehe
1 Zwiebel
20 g Kokosöl
1 Portion gekochte Hirse
250 g Brokkoli
Salz und Pfeffer

1 Prise	Muskat
100 g	Fetakäse
2 EL	Schnittlauch
6 - 8	Kirsch-Tomaten

Knoblauch und Zwiebeln schälen und fein hacken, in Kokosöl andünsten.

Den Backofen auf 180 - 200 °C vorheizen.

Brokkoli putzen, waschen, zerkleinern und 3 - 5 Minuten in kochendem Wasser blanchieren.

Feta/Schafskäse würfeln, Schnittlauch schneiden.

Alle Zutaten vermengen und mit Salz, Pfeffer und Muskatnuss würzen. In eine Auflaufform geben und im Backofen kurz überbacken, bis der Feta/Schafskäse anschmilzt oder Farbe bekommt.

Hitze auf 0 drehen und die Kirschtomaten mit in die Auflaufform geben, dann noch einmal ca. 2 Minuten die Backofentüre schließen.

Die Tomaten werden nicht mitgebacken, da gekochte oder gebackene Tomaten in unserem Körper stark säurebildend wirken. Nur rohe Tomaten sind außerordentlich basisch.

Quinoa

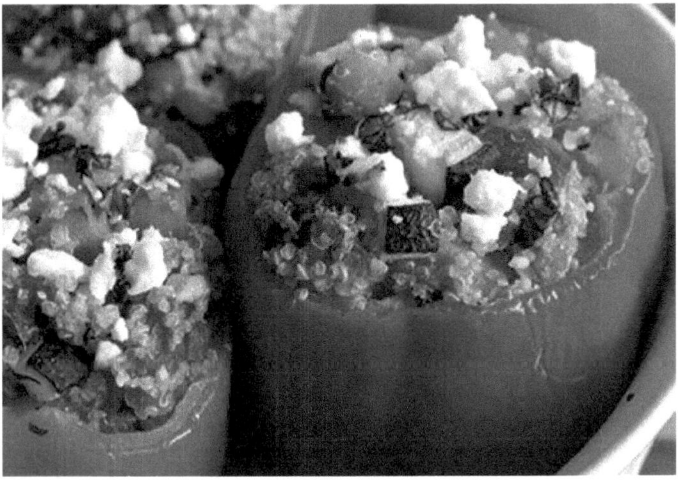

Grundrezept

2 Tassen	Quinoa
6 Tassen	Wasser
1 El	Kokosöl
1 TL	Salz

Quinoa in einem Sieb so lange mit kaltem Wasser abspülen, bis es klar bleibt. Teilweise finden sie im Handel auch Quinoa Produkte, die bereits gewaschen sind. In diesem Fall weist der Hersteller auf der Verpackung darauf hin. Für das Abspülen verwenden Sie am besten ein besonders engmaschiges Sieb. Ist dieses im Haushalt nicht vorhanden, können Sie auch ein Leinentuch dafür benutzen.

Das Wasser zum Kochen bringen. Quinoa einstreuen und zugedeckt bei kleiner Hitze etwa 12 Minuten kochen.

Quinoa vom Herd nehmen und 10 Minuten quellen lassen, leicht salzen und mit Kokosöl beträufeln.

Paprika mit Gemüse-Quinoa-Füllung

2 rote Paprikaschoten
2 TL Kokosöl
1 kleine Zwiebel
1 Knoblauchzehe
¼ TL Kurkuma
¼ TL schwarzer Pfeffer
2 Tomaten in Stücke schneiden
½ Tassen Gemüsebrühe (hefefrei)
½ Tasse Quinoa
2 große Möhren
200 g feine grüne Bohnen
180 g frischer Spinat
½ Dose Kokosmilch
100 g Ziegengouda

Den Backofen auf 190 Grad vorheizen. Eine Auflaufform mit etwas Kokosöl einfetten und darin die rote Paprika jeweils halbiert und entkernt verteilen. Diese für 30 Minuten gar backen, bis sich die Haut leicht löst.

Restliches Kokosöl in einem Topf auf mittlerer Stufe erhitzen, die Zwiebeln und die Knoblauchzehe fein hacken und darin 5 bis 10 Minuten erhitzen, bis sie glasig sind. Kurkuma, Salz und schwarzen Pfeffer zufügen und eine weitere Minute kochen lassen.

Nun die Gemüsebrühe, Quinoa, Bohnen und die zerhackten Möhren zugeben, verrühren und weitere 12 Minuten köcheln lassen. Anschließend den Spinat zufügen. Und mit Kokoscreme sämig rühren Nun die Mischung als Füllung in die Paprikahälften geben, mit Ziegengouda bestreuen und 15 Minuten in den Backofen schieben.

Nehmen Sie die Paprika aus dem Ofen, richten ihn auf einem Teller an und dekorieren Sie die Paprika mit den Tomatenwürfeln.

Quinoa mit Avocado und Ei

1 Portion rotes Quinoa

1	Avocado
1	Zwiebel
1 - 2	Knoblauchzehen
1	Zitrone auspressen
3	Eier
1 EL	Kokosöl
	Salz, Pfeffer, Chili und Kurkuma

Quinoa in einer Schüssel anrichten

Alle anderen Zutaten in einem Gefäß mit dem Pürierstab cremig schlagen.

Quinoa und die Avocadocreme zusammengeben und leicht unterheben

Mit Salz, Pfeffer, Chili und Kurkuma würzen

Die Eier in Kokosöl zu Spiegelei braten

Chicorée mit Quinoa-Füllung

Wenn mal Besuch kommt!
Rezept für 2 - 3 Portionen

Für die Blätter:

50 g roter Quinoa
12 Blätter Chicorée
1 Gurke
1 Bund Petersilie
1-2 TL Kokosöl
etwas Salz

Für den Dip:

200 g Naturjoghurt
1 EL Kokosblütensirup
etwas Saft einer Limette
1 paar Kokos-Chips

Den roten Quinoa nach Packungsanleitung kochen, bis das Wasser verkocht ist. Das Kokosöl in die noch warme Quinoa-Masse einrühren.

Die Gurke waschen und in kleine Würfel schneiden und die Petersilie kleinhacken. Beides mit dem Quinoa vermengen. Anschließend mit etwas Salz abschmecken und in die gewaschenen Chicorée-Blätter füllen.

Für das Dessing den Bio-Naturjoghurt, den Kokosblütensirup und den Limettensaft miteinander verrühren und mit den Kokos-Chips bestreuen. Den süßen Joghurtdip zu den Chicorée-Blätter servieren.

Quinoa Tabouleh

2 EL Quinoa (gekocht)
25 g grüne Linsen
2 Tomaten
1 Salatgurke
1 Frühlingszwiebel
2 Stiele glatte Petersilie
3 Stiele Minze
30 ml Zitronensaft

2 - 4 EL Olivenöl
Salz und Pfeffer

Die Linsen hat man idealerweise schon am Vorabend gekocht und müssen nun mit dem Quinoa zusammengemengt werden.

Frühlingszwiebeln, Gurke und Tomaten klein schneiden bzw. würfeln. Die Petersilie und die Minze grob hacken.

Alle Zutaten miteinander vermengen.

Anschließend den Zitronensaft mit dem Olivenöl gut verrühren und über den Quinoa Tabouleh geben. Mit Salz und Pfeffer abschmecken und den Salat nochmals gut durchmischen.

Den Quinoa Tabouleh für ca. 30 Minuten im Kühlschrank gut durchziehen lassen.

Quinoa-Topf

2 EL Quinoa
1 Zwiebel
1 Jalapeno
2 Knoblauchzehen
100 g Kidneybohnen
2 Tomaten

¼ TL Chillipulver
1 MS gemahlener Kreuzkümmel
1 Avocado
1 Limone (der Saft davon)
1EL Kokosöl
3 Stiele glatte Petersilie

Die Zwiebel, den Knoblauch und die Jalapeño fein hacken. Mit einem Esslöffel Kokosöl in der Pfanne leicht anschwitzen.

Nun den Quinoa und die Kidneybohnen dazugeben und alles gut verrühren.

Mit dem Kreuzkümmel und dem Chillipulver würzen. Eventuell mit etwas Kokosmilch auffüllen, wenn es zu trocken wird.

Die Avocado halbieren, vom Kern und der Schale befreien und in mundgerechte Würfel schneiden.

Die Tomaten in kleine Würfel schneiden und unter die Masse geben.

Zusammen mit dem Limettensaft unterheben und mit frisch gehackter Petersilie bestreuen.

Bärlauch-Quinoa mit Mandeln

1 Tasse gekochtes Quinoa
1 Handv. gehackter Bärlauch
1 EL Kokosöl
1-2 TL Zitronensaft
1-2 EL gehackte Mandeln
2 Schalotten
Salz
frisch gemahlener Pfeffer

Die Schalotten fein hacken und mit einem Esslöffel Kokosöl in einer Pfanne bei mittlerer Hitze glasig dünsten.

Den gehackten Bärlauch und die gehackten Mandeln dazugeben und kurz mit dünsten.

Nun den Quinoa untermengen und für weitere 2 Minuten erwärmen.

Von der Kochplatte nehmen und mit Salz, Pfeffer und Zitronensaft abschmecken.

Nach Belieben den Bärlauch-Quinoa noch mit ein paar gehackten Mandeln bestreuen und servieren.

Avocados mit scharfer Quinoa

Füllung

1 reife	Avocado
3 - 4 EL	gekochter Quinoa
½	rote Paprika
1 - 2	Frühlingszwiebeln
4 - 5	Cocktailtomaten
2 - 3 EL	weiße Bohnen aus der Dose

Für das Dressing

1	Knoblauchzehe
2 EL	Zitronensaft
1 EL	Olivenöl
1 paar	frische, glatte Petersilie, gehackt
1	rote Thaichilli
	Salz
	Pfeffer

Die Avocado halbieren, vom Kern befreien und mit einem großen Löffel aus der Schale lösen.

Mit Salz und Pfeffer würzen und Zitronensaft beträufeln.

Die Paprika, Tomaten und Frühlingszwiebeln in kleine Stücke schneiden und mit dem Quinoa und abgetropften Bohnen vermengen.

Für das Dressing die Knoblauchzehen pressen und zum Olivenöl, den halben EL Zitronensaft und die gehackte Chilli geben.

Alles gut verrühren und mit Salz und Pfeffer abschmecken

Das Dressing über die Füllung geben und miteinander vermengen.

Petersilie hacken und ebenfalls dazu geben.

Soviel Quinoa Füllung wie möglich in die Avocados geben. Den Rest auf dem Teller verteilen.

Gurkensalat mit Quinoa und Minze

1	Salatgurke
100 g	gekochter Quinoa
½	Bund Radieschen
1	Lauchzwiebel
5-6	Blättchen Pfefferminze
5 - 6	Blättchen Petersilie
125 g	Biojoghurt (natur)
1	Knoblauchzehe
	Pfeffer
	Salz
	Zitronensaft

Gurke schälen, Enden abschneiden. Zuerst jeweils quer, dann längs halbieren, Gurkenviertel mit einem Teelöffel entkernen.

Gurkenviertel in ca. 1 cm dicke Scheiben schneiden. In eine Schüssel geben und mit 1 Teelöffel Salz bestreuen, umrühren. Abgedeckt ca. 1 Stunde durchziehen lassen: So wird den Gurkenscheiben Wasser entzogen, und sie bilden nicht soviel Flüssigkeit im Salat.

Radieschen putzen, waschen und in Stifte schneiden. Lauchzwiebeln putzen, waschen und in feine Ringe schneiden.

Pfefferminz- und Petersilienblättchen waschen, trockentupfen und fein schneiden. Kräuter, Sojajoghurt, Salz, Pfeffer und etwas Zitronensaft verrühren. Knoblauch abziehen und dazupressen.

Gurkenscheiben abspülen, abtropfen lassen und evtl. trockentupfen. Mit den vorbereiteten Zutaten und der Salatsoße vermischen und abschmecken. Den Quinoa oben drauf geben und nach Wunsch mit Petersilie, Minze und Radieschenhälften anrichten.

Thai Quinoa Salat mit

Mandeldressing

2 EL	Quinoa
1Röschen	Brokkoli
1	große Karotten
1	rote Paprika
8-10	Blätter Spinat
2	Frühlingszwiebeln
3 EL	Mandeln, geröstet
200 ml	Wasser
Dressing	

Für das Dressing:

2 EL	Mandelmus
2 TL	Sesamöl
1 TL	Reis-Essig
100 ml	Wasser
	Saft einer halben Limette

Die Karotten raspeln, die Paprika in feine Streifen schneiden oder reiben sowie den Spinat hacken und die Frühlingszwiebeln in feine Ringe schneiden.

Den Brokkoli für 2 Minuten dünsten

Die Zutaten und den Quinoa zusammen in eine Schüssel geben und gut vermengen. Die Erdnusskerne grob hacken und dazu geben.

Das Dressing über den Salat geben und nochmals alles gut mit einander vermischen bis das Dressing gut verteilt ist.

Zum Abschluss noch ein paar gehackte Erdnusskerne darüber streuen.

Sofort servieren oder in den Kühlschrank bis zum Servieren stellen.

Orangen-Quinoa an Mandel-Spinat-Creme

2- 3 EL	gekochtes Quinoa
2 EL	Kokosöl
½	Orange, den Abrieb davon
1 Prise	Salz
200 g	Blattspinat
1 kleine	Zwiebel
1	Knoblauchzehe
3 EL	Mandelmus
1 EL	Walnuss-Öl
30 g	Cashewkerne

Dem fertigen Quinoa 1-2 Esslöffel Walnussöl und den Abrieb einer halben, unbehandelten Orange zugeben und gut vermengen. Mit Salz abschmecken und beiseite stellen.

Die Zwiebeln und den Knoblauch fein hacken und in dem Kokosöl kurz anschwitzen.

Nun den Spinat und den Kurkuma dazu geben und etwa 2 Minuten erhitzen.

Anschließend das Mandelmus unterrühren und mit Salz würzen.

Die Cashewkerne in einer Pfanne ohne Öl rösten.

Den Orangen-Quinoa zusammen mit dem Spinat anrichten und mit Orangenabrieb und Cashewkernen garnieren.

Marokkanischer Karotten-Quinoa-Salat

Für den scharfen Quinoa:

3 EL	Quinoa (gekocht)
½ TL	getrockneter Koriander
¼ TL	Kreuzkümmel
½ TL	Zimt

½ TL Ingwer
½ TL Chilliflocken

Für den Salat:

5 mittelgroße Karotten
3 EL Olivenöl
1 Orange (den Saft davon)
0,5 TL Kokosblütensirup oder Dattelsirup
2 EL Rosinen
0,25 Tassen Mandeln (grob gehackt)
frische Petersilie und Schnittlauch

Schneiden Sie die Karotten in dünne Streifen/ Scheiben. Dies geht am besten mit einem Gemüseschäler.

Geben Sie die Karottenstreifen zusammen mit etwas Olivenöl, Kokosblütensirup und Orangensaft in eine große Schüssel.

Lockern Sie den Quinoa mit einer Gabel auf und geben ihn zusammen mit den Rosinen, Mandeln und frischen Kräutern zu den Karotten.

Mixen Sie alles gut durch und garnieren den Karotten-Quinoa Salat mit ein paar Kräutern.

Orientalischer Quinoa-Salat

150 g	rotes Quinoa
½	rote Paprikaschote
1	rote Zwiebel
50 g	Rauke
2 EL	frisch gepresster Zitronensaft
½ EL	Honig
Salz	
Pfeffer	
2 EL Kokosöl	

Quinoa mit heißem Wasser waschen, um die Bitterstoffe aus den äußeren Schichten zu entfernen. In der 2 1/2 fachen Menge kochendem Wasser ca. 20 Minuten köcheln. Paprika putzen, waschen und in Würfel schneiden.

Zwiebeln schälen und in Spalten schneiden. Rauke putzen, waschen und trocken schütteln. Für die Soße Zitronensaft, Honig, Salz und Pfeffer verquirlen. Öl tröpfchenweise unterrühren. Quinoa und Soße mischen und übrige Salatzutaten unterheben.

In einer Schale anrichten. Dazu schmeckt ein Kräuter-Joghurt-Dip.

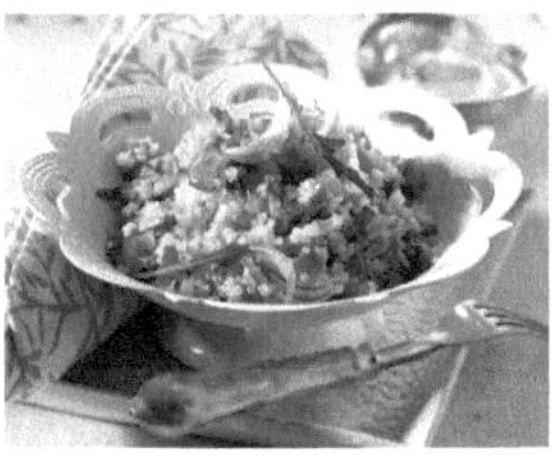

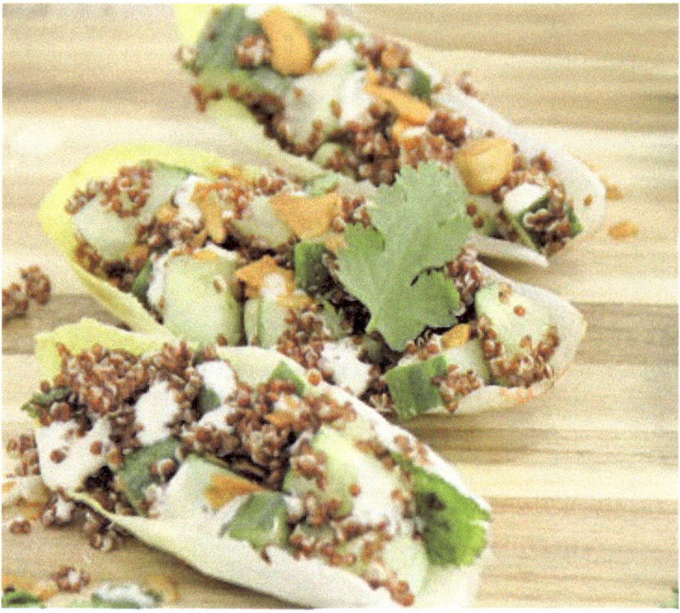

oben: Chicoree-Schiffchen - unten: Quinoa-Topf

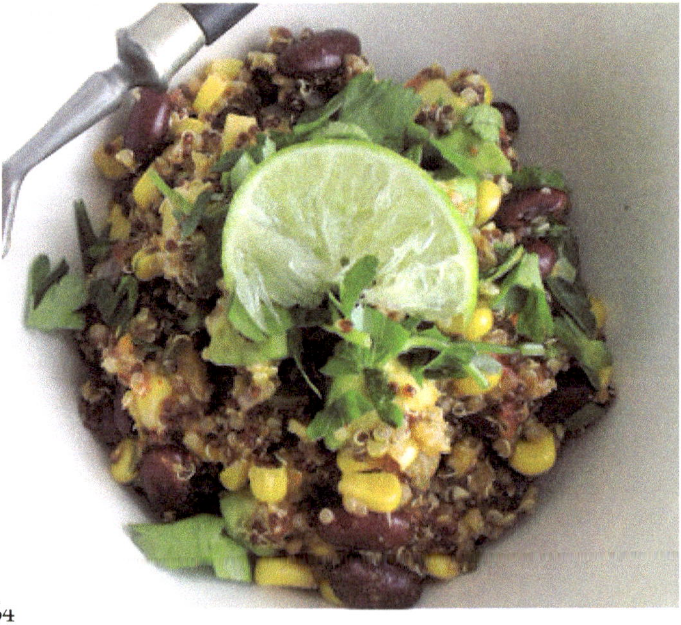

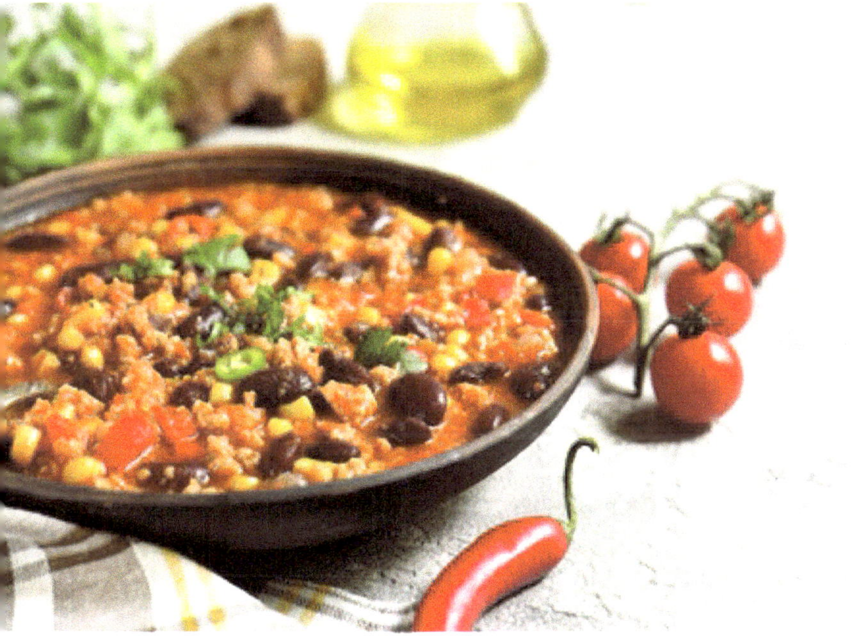

oben: Chili - unten: Gemüsepfanne

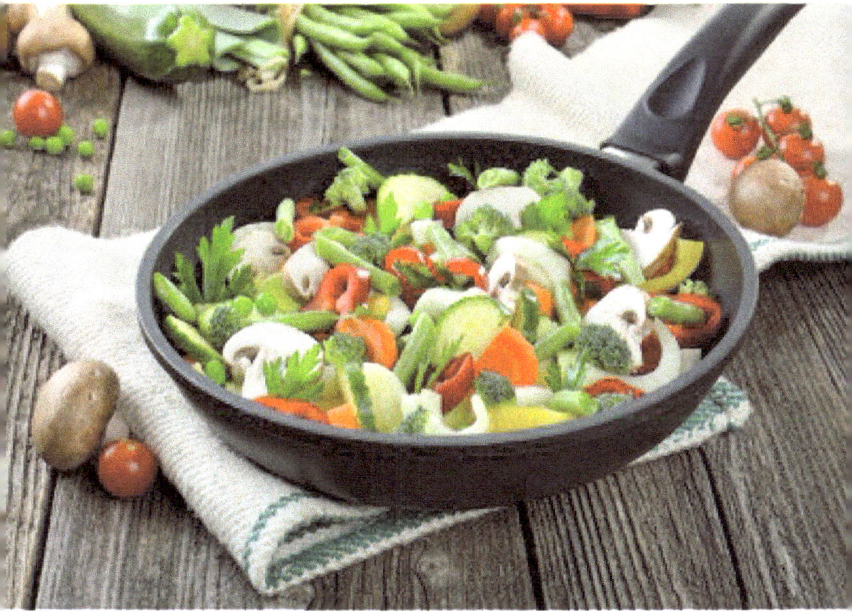

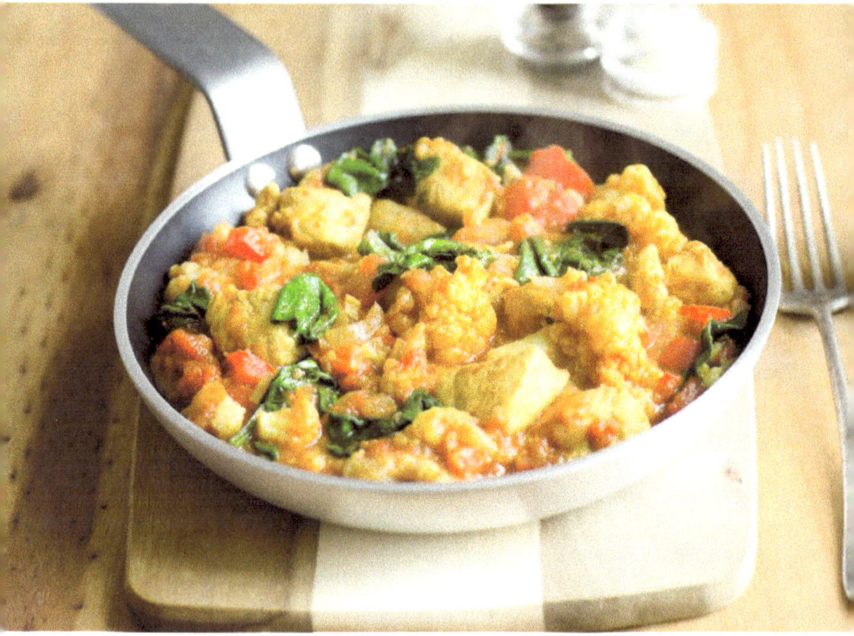

oben: Hähnchen-Curry - unten: Hirse - Tomate-Spiegelei

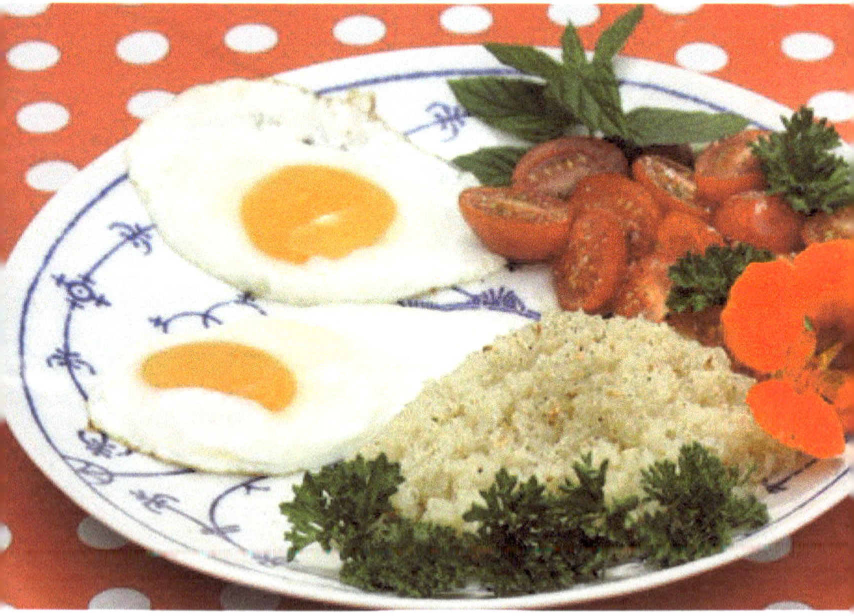

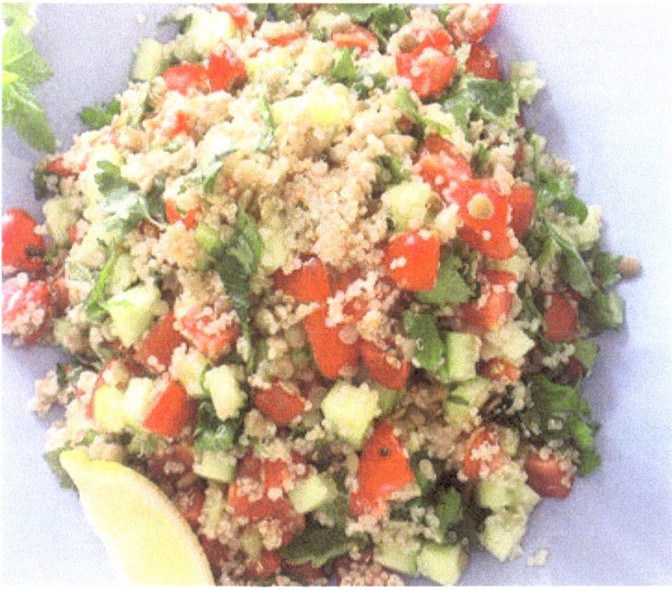

Quinoa-Tabuleh

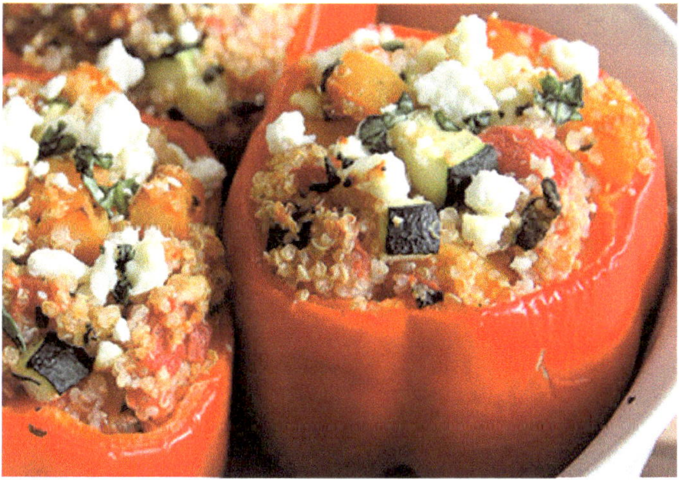

Paprika-Gemüsefüllung mit Quinoa

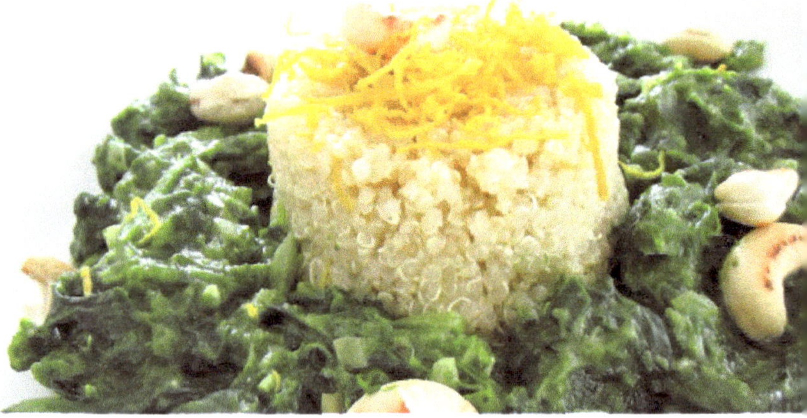

Orangenquinoa mit Erdnussspinat

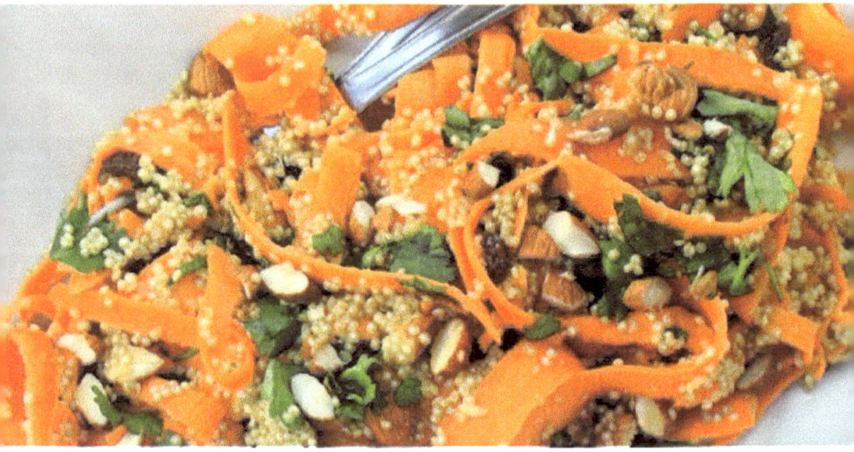

Marokkanischer Quinoasalat

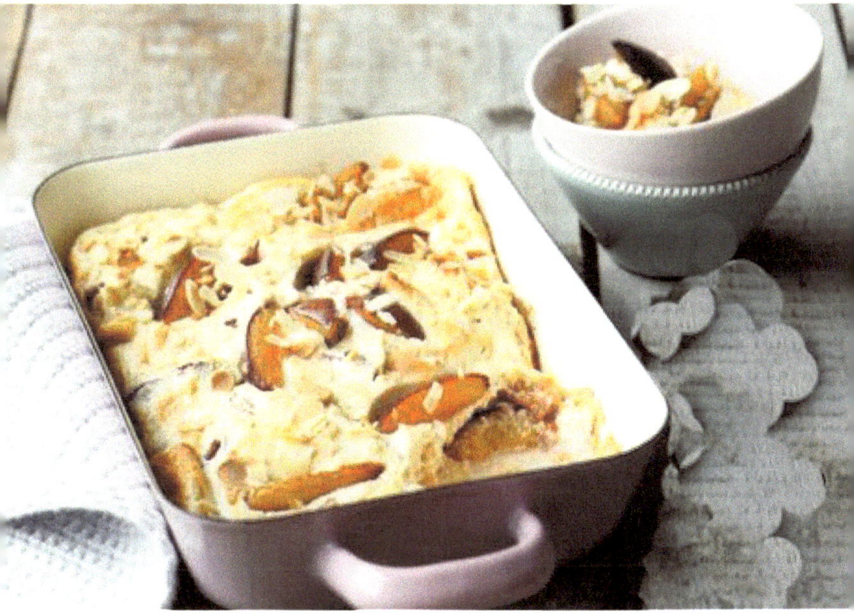

Quark-Zwetschgen-Auflauf mit Amaranth

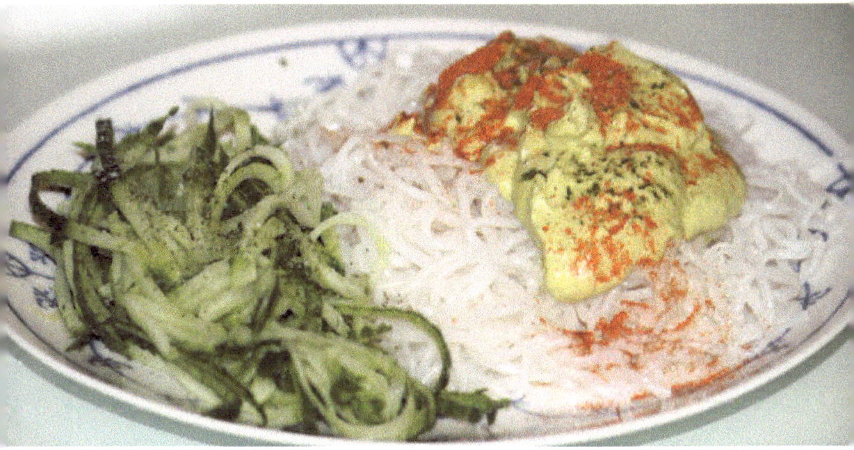

Zucchini Spagette mit Konjaknudeln und Rührei

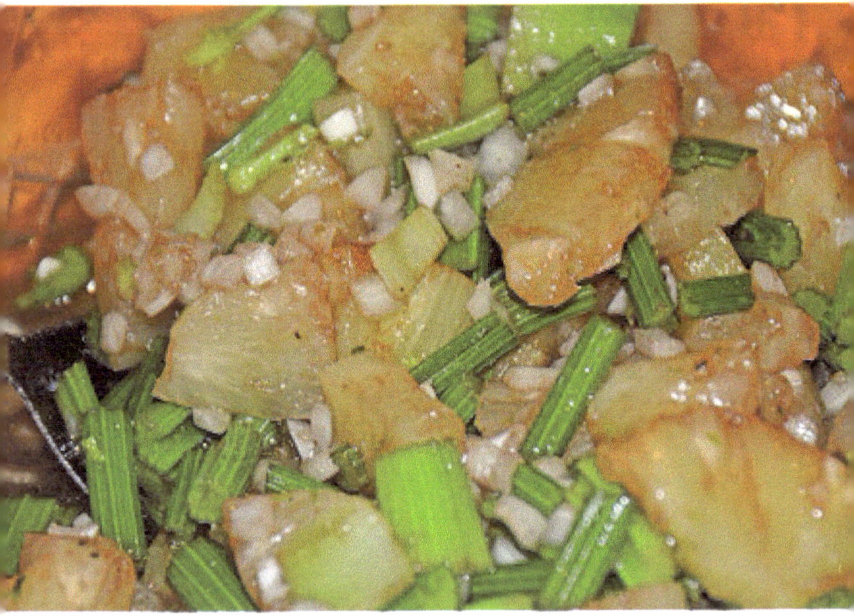

Sellerie-Ananas-Salat

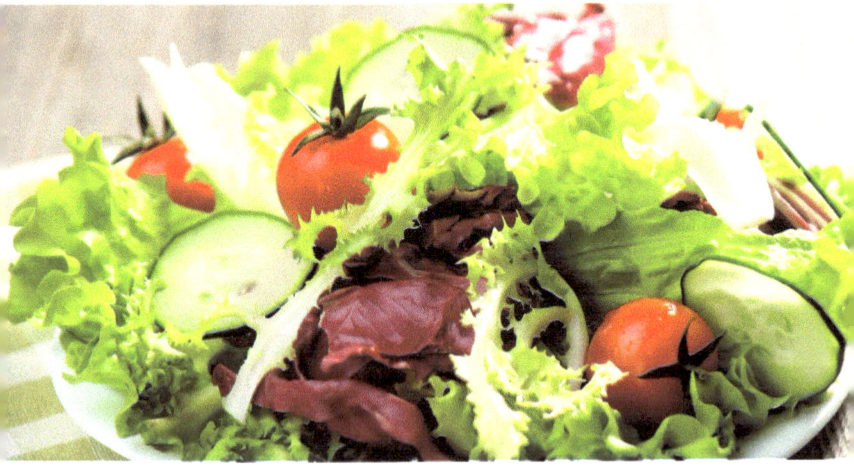

Bunter Salat

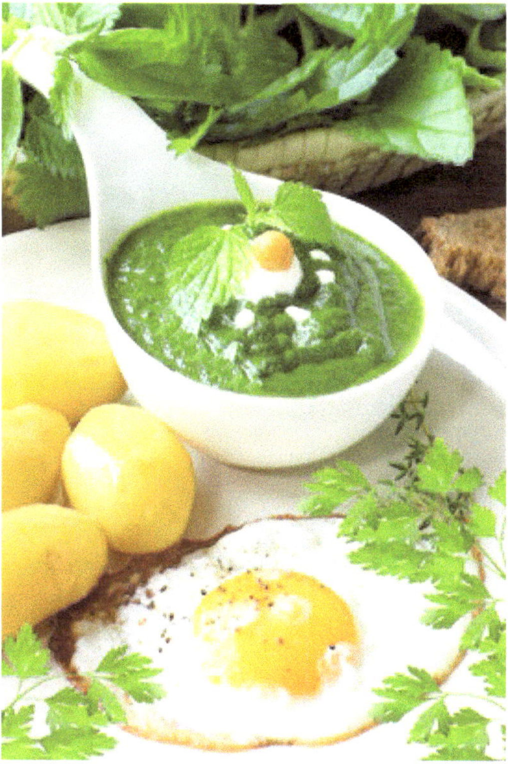

Brennnesselspinat mit Kartoffeln und Ei

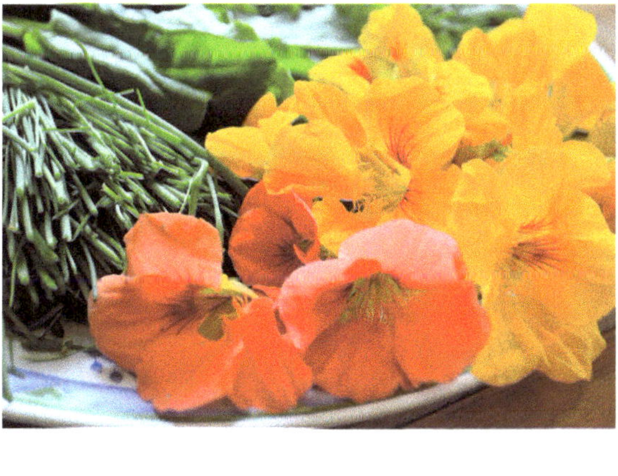

Amaranth

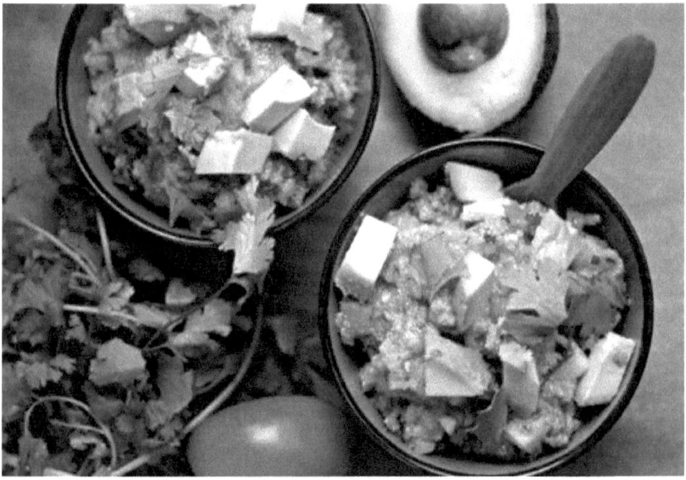

Grundrezept Amaranth

Portionen: 4

3 Tassen	Wasser
1,5 Tassen	Amaranth
1TL	Salz

Wasser mit Salz zum Kochen bringen. Amaranth dazu und 18 bis 20 Minuten zugedeckt simmern, bis die Flüssigkeit verkocht ist. Das Amaranth sollte gar aber nicht matschig sein. Mit der Gabel auflockern und fertig.

Amarant-Hirse-Frühstück mit Beeren

2 EL	Amarant
2 EL	Hirse
1 - 3 EL	Mandelmilch
2 EL	Rosinen
1 Priese	Kardamom
1 Priese	Zimtpulver
1 Priese	Ingwerpulver
100 g	Beeren

(je nach Saison Himbeeren, Johannisbeeren, Erdbeeren, Blaubeeren etc)

100 g Mandeln, gemahlen
1 EL Honig
einige Beeren zur Dekoration übrig lassen
einige Leinsamen, geschrotet

Amaranth, Hirse, Rosinen, Mandelmilch und Gewürze in einen Topf geben. Die Beeren dazu tun und ca. 10 Minuten auf dem Herd anwärmen. Mandeln und Honig einrühren. Mit den geschroteten Leinsamen und den frischen Beeren servieren.

Amaranth mit Avocado

2 - 3 EL Amaranth (gekocht)
2 Avocado
1 Tomate
1 Zwiebel
1 Zitrone
2 Knoblauchzehen
1 Saft von einer Zitrone
Salz, Pfeffer, Kurkuma und Chili

Die Tomate vierteln, die Zwiebel in Scheiben schneiden, die Knoblauchzehen halbieren, eine Avocado aushöhlen und eine Zitrone auspressen.

Alles zusammen in ein hohes Gefäß geben und mit Salz, Pfeffer, Kurkuma und Chili würzen und mit dem Pürierstab zu einer feinen Creme schlagen.

Nun die zweite Avocado schälen und in kleine Stücke schneiden, dann zur Seite legen.

Jetzt verrühren Sie die Avocadocreme mit dem Amaranth und garnieren alles mit den Avocadowürfeln, die Sie zur Seite gestellt haben.

Nach Belieben kann man auch noch mit Petersilie garnieren.

Gefüllte Zucchini mit Kokos-Couscous

5 EL Kokosöl
3 kleine Zucchini
1 rote Zwiebel
1 kleine gelbe Paprika
1 Tomate
1 kleine Aubergine
1 Portion Amaranth
100 ml Gemüsefond
50 g veganen Käse
4 Stile Basilikum
4 Salbeiblätter

	etwas Meersalz & Pfeffer
1/2 TL	Paprikapulver

Für den Kokos-Couscous:

1 EL	Kokosöl
100 g	Instantcouscous
100 ml	Gemüsefond
75 ml	Kokosmilch
	etwas Meersalz & Pfeffer

Ein Gericht für´s Wochenende mit Freunden!

Backofen auf 170 °C Umluft vorheizen. Zwiebel schälen und fein würfeln. Im Topf 2 EL Kokosöl erhitzen, die Zwiebelwürfel darin bei geringer Hitze ca. 2 Minuten dünsten.

Das Amaranth zugeben und kurz mit dünsten. Unter ständigem Rühren den Gemüsefond nach und nach zugießen, einmal aufkochen und bei geringer Hitze 20 Minuten fertig garen. Gelegentlich umrühren.

Danach eine Auflaufform mit Bio-Kokosöl einfetten. Zucchini waschen, längst halbieren und mit einem Löffel entkernen und in die Auflaufform legen.

Veganen Käse in kleine Würfel schneiden. Paprika, Tomate und Aubergine waschen und ebenfalls in kleine Würfel schneiden. Eine mittelgroße Pfanne mit etwas Kokosöl erhitzen und das Gemüse, bis auf die Tomaten, darin bei geringer Hitze ca. 5 Minuten dünsten.

Basilikum waschen und in große Streifen schneiden. Zusammen mit dem Käse und dem gegarten Amaranth unter das Gemüse rühren. Die Mischung mit Meersalz, Pfeffer und Paprikapulver würzen.

Dann die Zucchinihälften damit befüllen.

Jetzt erst die Tomatenwürfel hinzufügen. Rosmarin und Salbei waschen und auf die Zucchinihälften verteilen. Etwa 15-20 Minuten goldbraun überbacken.

Für den Kokos-Couscous: Kokosöl in einem kleinen Topf erhitzen, den Couscous zugeben und kurz anschwitzen. Mit dem Gemüsefond und Kokosmilch aufgießen und bei geringer Hitze wenige Minuten quellen lassen. Den Couscous mit Meersalz und Pfeffer würzen.

Amaranth Puffer

125 g	Amaranth
300 ml	Wasser
1 EL	Gemüsebrühe-Pulver
1	Möhren
½	Zwiebel
1 Ei	
100 g	Dinkelmehl
	Petersilie
	Salz, Pfeffer nach Belieben
	Kokosöl für die Pfanne

Amaranth mit der Gemüsebrühe 30 Minuten im Wasser kochen und leicht abkühlen lassen.

Masse in ein feines Sieb geben und überschüssige Flüssigkeit abtropfen lassen.

Möhren raspeln, Zwiebel klein schneiden, Petersilie hacken und mit allen übrigen Zutaten mit dem gekochten Amaranth vermischen. Nach Belieben würzen.

Die Masse mit einer kleinen Kelle in die heiße Pfanne mit Kokosöl geben und von beiden Seiten ca. 5 Minuten braten, bis die Puffer goldgelb sind.

Das Rezept ergibt ca. 16 Puffer. Dazu reiche ich gerne einen frischen Salat.

Die fertigen Puffer lassen sich hervorragend einfrieren und dann stückweise wieder auftauen. So lässt sich bei der Zubereitung der nächsten Mahlzeit wieder Zeit sparen.

Amarantauflauf mit Champignons und Spinat

2 EL	Amaranth (gekocht)
100 g	Spinat
½ Prise	Muskat
1 Stiel	Petersilie
1 Stiel	Thymian
½	Schalotte
½	Knoblauchzehe
etwas	Butter
½ EL	Dinkelmehl
75 ml	Mandel- oder Hafermilch
25 ml	Gemüsebrühe
n. B.	Salz und Pfeffer
100 g	Champignons
50 g	Emmentaler, gerieben

Den Spinat putzen und waschen und in einem

Topf auf mittlerer Hitze zusammenfallen lassen, mit Muskat würzen.

Die Champignons putzen und je nach Größe vierteln, bzw. achteln.

Den Backofen auf 180 °C (Umluft) vorheizen.

Den Thymian und die Petersilie von den Stielen zupfen und die Petersilie fein hacken.

Die Schalotte und den Knoblauch fein würfeln und in einem kleinen Topf mit etwas Butter glasig anschwitzen. Das Mehl vorsichtig unter Rühren hinzufügen, bei einer einheitlichen Konsistenz mit Milch und der Gemüsebrühe ablöschen und einmal aufkochen lassen. Die vorbereiteten Kräuter hinzugeben, pfeffern und bei Bedarf noch etwas salzen.

Amarant, Spinat und Champignons zusammenmischen und dann in eine kleine Auflaufform füllen. Die Béchamelsauce darübergießen, den geriebenen Emmentaler auf die Mischung geben und ca. 20 - 25 Minuten in den vorgeheizten Ofen schieben.

Quark-Zwetschgen-Gratin mit Amaranth

175 ml	Mandel- oder Hafermilch
½ TL	Salz
65 g	Amaranth
100 g	Zwetschgen
1	Ei
	Butter für die Form
	Mehl für die Form
¼ EL	Vanillezucker
15 g	Birkenzucker
65 g	Speisequark (20 %)
½ EL	Mandelblättchen

Die Milch mit einer Prise Salz aufkochen, den Amaranth in die kochende Milch streuen und bei milder Hitze unter gelegentlichem Umrühren ca. 40 Minuten ausquellen lassen. Lauwarm auskühlen lassen.

Inzwischen die Zwetschgen waschen, halbieren und entsteinen. Die Eier trennen, das Eiweiß mit einer Prise Salz steif schlagen.

Eine kleine Auflaufform fetten und mit Mehl ausstreuen. Den Backofen auf 200°C Ober- und Unterhitze vorheizen. Die Hälfte der Zwetschgen in der Auflaufform verteilen.

Das Eigelb mit Vanillezucker und Zucker schaumig rühren. Den Quark und den abgekühlten Amaranth unterziehen. Den Eischnee unterheben. Die Hälfte der Masse in die Auflaufform geben, mit den restlichen Zwetschgen belegen und die übrige Masse darauf verteilen. Mit den Mandelblättchen bestreuen. Im vorgeheizten Backofen auf der 2. Schiene von unten 30-40 Minuten goldbraun backen.

Amaranth-Gemüse-Topf

Zutaten für 2 Personen:

1 - 2	Frühlingszwiebel
2	Knoblauchzehen
1 EL	Walnussöl
75 g	Amaranth
250 ml	Gemüsebrühe
150 g	Karotten
150 g	Kohlrabi

250 g	Brokkoli
	frisch gemahlener schwarzer Pfeffer
	Salz
1 EL	Zitronensaft
1 EL	Kokosöl
1/2	Bund glatte Petersilie
40 g	Parmesan, gerieben

Frühlingszwiebel waschen, putzen und in feine Ringe schneiden. Knoblauch schälen und in feine Würfel schneiden. Das Kokosöl in einem Topf erhitzen, Frühlingszwiebel und Knoblauch darin glasig dünsten.

Amaranth zugeben, kurz unterrühren, mit der Gemüsebrühe aufgießen. Bei kleiner Flamme mit geschlossenem Deckel 20 Minuten köcheln lassen.

In der Zwischenzeit das Gemüse waschen und putzen. Kohlrabi und Karotten in Würfel schneiden, Brokkoli in kleine Röschen teilen. Nach den ersten 20 Minuten Garzeit, das Gemüse zu dem Amaranth geben, unterheben und ca. 10 Minuten mitdünsten lassen. Das Gemüse sollte noch bissfest sein.

Mit Pfeffer und Salz würzen, Zitronensaft und Wasnussöl unterheben.

Die Petersilie waschen, trocken tupfen,

Blättchen abzupfen, hacken und mit der Hälfte vom Parmesan ebenfalls unterheben.

Servieren und mit dem restlichen Parmesan bestreuen.

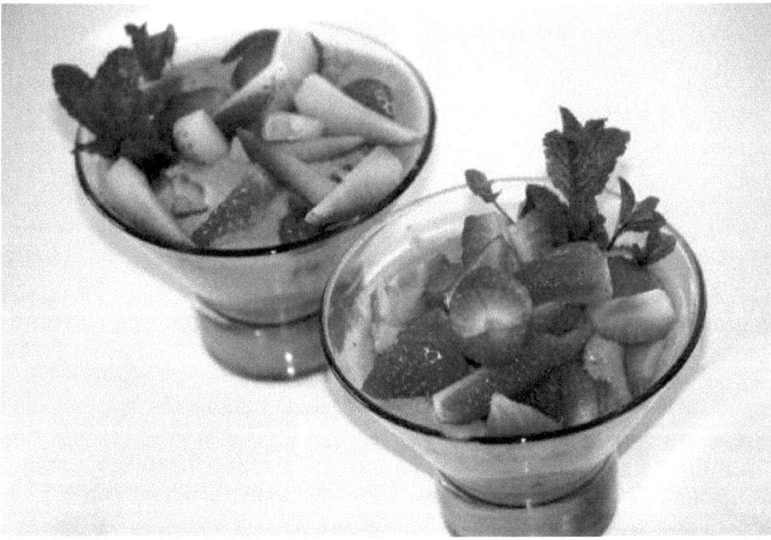

Erdbeerdessert

Konjaknudeln

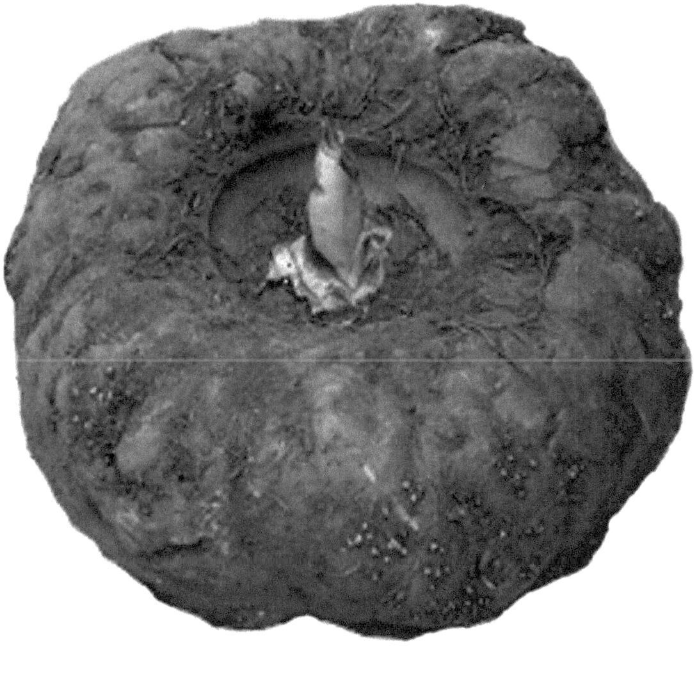

Grundrezept

1 Packung Konjaknudel
1 Topf Wasser
1 TL Salz

Die Konjakspagetti in ein Sieb schütten und mit kaltem Wasser gründlich abspülen, danach ins kochende Salzwasser geben und 2 - 3 Minuten kochen lassen.

Wasser abschütten, fertig sind die Konjakspagetti.

Konjakspaghetti mit Rührei

1 Packg Konjakspaghetti
3 Eier
Salz, Pfeffer und Kurkuma
2 Tomaten

Konjakspaghetti 2 Minuten kochen. Die Eier verquirlen und in der Pfanne zu Rührei verarbeiten. Die Tomaten würfeln. Alles zusammen auf einem Teller anrichten und mit Petersilie bestreuen

Konjaknudeln mit Champignons

8 - 10 Champignons
1 P. Konjaknudeln
2 Tomaten
2 Knoblauchzehen
1 Schalotte
¼ Dose Kokosmilch
1 TL Mandelmehl
Petersilie, Schnittlauch, Keimlinge
Salz, Pfeffer und Rosenpaprika

Champignons kleinschneiden,

Knoblauchzehen und Schalotte kleinhacken,

in Kokosöl anbräunen, danach die Pfanne mit der halben Dose Kokosmilch und den Gewürzen auffüllen.

Einen Deckel darüber stülpen und die Mischung ca. 5 Minuten bei kleiner Temperatur köcheln lassen.

Die Konjaknudeln waschen und nach 5 Minuten in die Pfanne geben und weitere 5 Minuten garen lassen.

Wenn Ihnen die Sauce zu dünn ist, können Sie sie mit Mandelmehl andicken.

Tomaten schneiden und auf den Tellerrand legen.

Die Kräuter kleinschneiden und über die angerichtete Mahlzeit streuen.

Konjaknudeln mit Avocadocreme

1 Packg Konjakspaghetti
1 Avocado
1 Zwiebel
1 Zitrone
1 Knoblauchzehe
2 Tomaten
Salz, Pfeffer, Chili, Kurkuma

Die Konjaknudeln nach Anleitung zubereiten.

Avocado, Zwiebel, Zitrone, Knoblauchzehe und die Gewürze in ein hohes Gefäß geben und mit dem Pürierstab zu einer feinen Creme verarbeiten.

Dann die Nudeln auf den Teller geben, die Avocadocreme in die Mitte und die Tomaten kleingewürfelt außen herum dekorieren.

Konjaknudeln pikant

1 Portion Konjaknudeln
1 Handvoll Champignons
2 Karotten
1 Knoblauchzehe
1 kleine Zwiebel

1 Tl Hirseflocken
Salz, Pfeffer, Kurkuma

Konjaknudeln 2 Minuten kochen
Eine Handvoll Champignons kleinschneiden
mit Knoblauch und Zwiebeln in der Pfanne dünsten
mit Salz, Pfeffer und Kurkuma würzen
2 Karotten reiben und mit den Champignons eine Minute mitköcheln lassen
Konjaknudeln auf einem Teller anrichten
Champignons und Möhren dazugeben
und mit Hirseflocken bestreuen

Zucchini-Spaghetti

1 Zucchini
1 Portion Konjaknudeln
2 Eier

Konjaknudeln für 2 Minuten in heißem Wasser erhitzen, abtropfen lassen.

Die beiden Eier verquirlen und in die Pfanne geben und zu Rührei verarbeiten.

Die Zucchini in Spaghetti verwandeln und alles zusammen servieren

Gurken-Spaghetti

1 Gurke
1 Portion Konjaknudeln
2 Eier

Konjaknudeln für 2 Minuten in heißem Wasser erhitzen, abtropfen lassen.

Die beiden Eier verquirlen und in die Pfanne geben und zu Rührei verarbeiten.

Die Gurke in Spaghetti verwandeln und alles zusammen servieren.

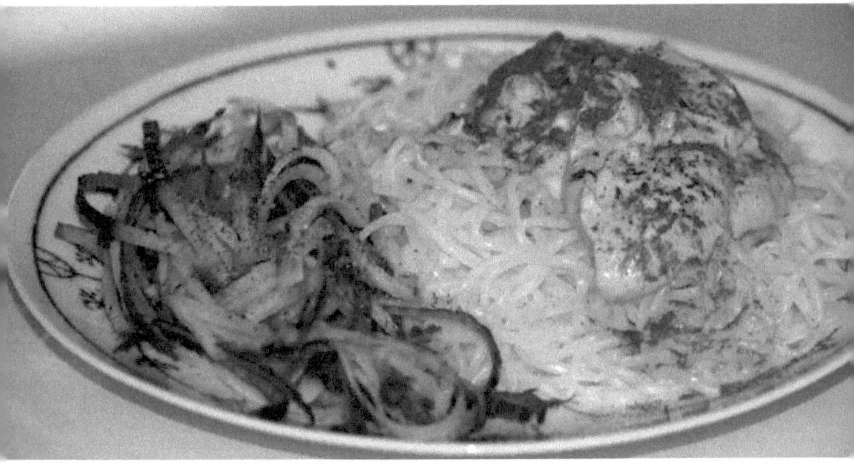

Buchweizen

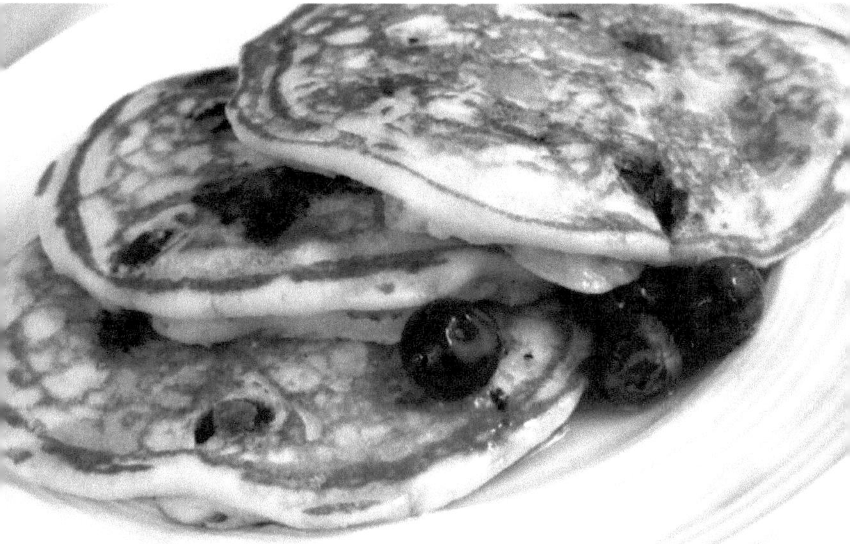

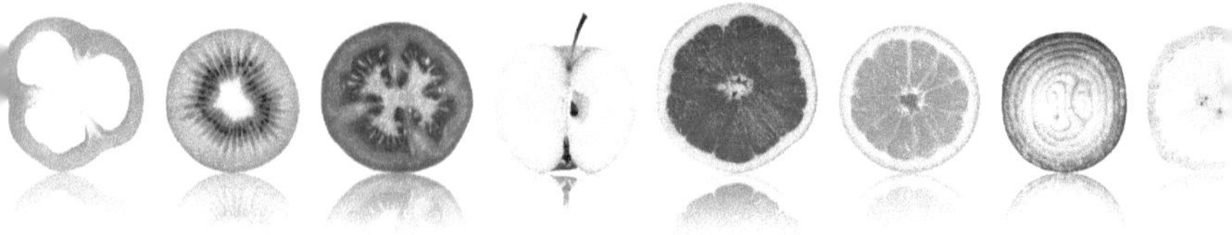

Grundrezept für 3 Portionen

3 Tassen Buchweizen - Körner
6 Tassen Wasser
1 TL Salz

Bitte erst nach dem Kochen salzen!

Wasser zum Kochen bringen und die Buchweizenkörner zugeben, aufkochen.

Aufpassen! Kocht schnell über den Rand!

Wenn es anfängt zu kochen, einen Holzlöffel reinstellen und den Topf kurzfristig von der Hitze nehmen, damit es sich beruhigt, wieder auf die jetzt reduzierte Hitze stellen, den Löffel vorsichtshalber drin lassen, wenn das Wasser unterhalb der Buchweizenoberfläche ist, Hitze ausstellen, Löffel raus, Deckel drauf, ausquellen lassen, wird schön trocken und körnig.

Buchweizenbratlinge

1 Portion Buchweizen (gekocht)
100 g Möhre(n), fein geraspelt
150 g Lauch (Lauchringe, TK)
1 TL Salz
1 Prise Xucker
10 Pfefferkörner, gemörsert
120 g Käse (mittelalter Gouda), grob geraspelt

Kokosöl zum Braten

100 g Buchweizen, gemahlen, zum Binden der Masse

Alles zusammen in eine große Schüssel geben und mit einer Hand verkneten. Dabei merkt man schon, ob die Bindung ausreichend ist. Mit nassen Händen Bratlinge formen und im heißen Fett bei reduzierter Hitze langsam von beiden Seiten braten.

Buchweizen-Hafer-Porridge

1 Portion	Buchweizen (gekocht)
30 g	Haferflocken
200 ml	Mandelmilch
1	Banane
1 Prise	Salz

Mandel-Milch und eine Prise Salz in einem Topf erhitzen.

Die Banane in Scheibchen schneiden und mit Buchweizen und Haferflocken zur Milch geben.

Dazu schmeckt super frisches Obst, wie zum Beispiel Birnen und/oder Beeren.

Eventuell mit Kokosblütenzucker süßen.

Buchweizenpfannkuchen mit Apfelmus

3	Eier
100 g	Buchweizenmehl
100 ml	Mandelmilch
2 EL	Kokosöl
1 Prise	Salz
2	Äpfel
150 ml	Wasser
½TL	Zimt
30 g	Xylitol (Birkenzucker)

Schneiden Sie die Äpfel in kleine Stücke und geben Sie sie zusammen mit dem Wasser, Zimt und Xylitol in einen Topf, kurz aufkochen lassen, danach den Herd abdrehen und den Topf auf der heißen Herdplatte stehen lassen.

Die Eier schaumig schlagen, dann die Milch, das Salz und das Mehl hinzufügen und zu einer homogenen Masse verrühren. Wenn der Zeig zu fest geworden ist, einfach etwas Mandelmilch hinzufügen. Ist Ihnen der Teig zu flüssig, geben Sie noch etwas Buchweizenmehl hinzu.

In mäßig heißem Kokosöl zu leckeren kleinen Pfannkuchen backen, damit sie beim Wenden nicht auseinander brechen.

Und nun mit dem Apfelmus bestreichen.

Schmeckt köstlich. :-)

Kartoffel-Gemüse-Eintopf mit Buchweizen

4 Portionen: 1 essen, 3 einfrieren

1 große Zwiebel
3 Knoblauchzehen
1 Paprikaschoten
1 kleiner Kohlrabi
3 Karotten
1 Petersilienwurzel
3 Kartoffeln
1 Tasse Buchweizen
300 ml Gemüsebrühe, glutenfreie
150 ml Kokossahne (oder alt. Kokosmilch)
Salz und Pfeffer
Chilipulver
3 EL Schnittlauch

Zwiebel, Knoblauch, Kohlrabi, Karotten, Wurzelpetersilie und Kartoffeln schälen und würfeln. Die Paprikaschote waschen, halbieren, entkernen und würfeln. Das Gemüse in der Gemüsebrühe und mit dem Buchweizen 15 Minuten köcheln lassen, bis alles den gewünschten Biss hat. Die Paprika kann optional auch später dazugegeben werden.

Die Sahne unterrühren und mit Salz, Pfeffer und Chili abschmecken. Die Suppe in Teller geben und mit Schnittlauch bestreuen.

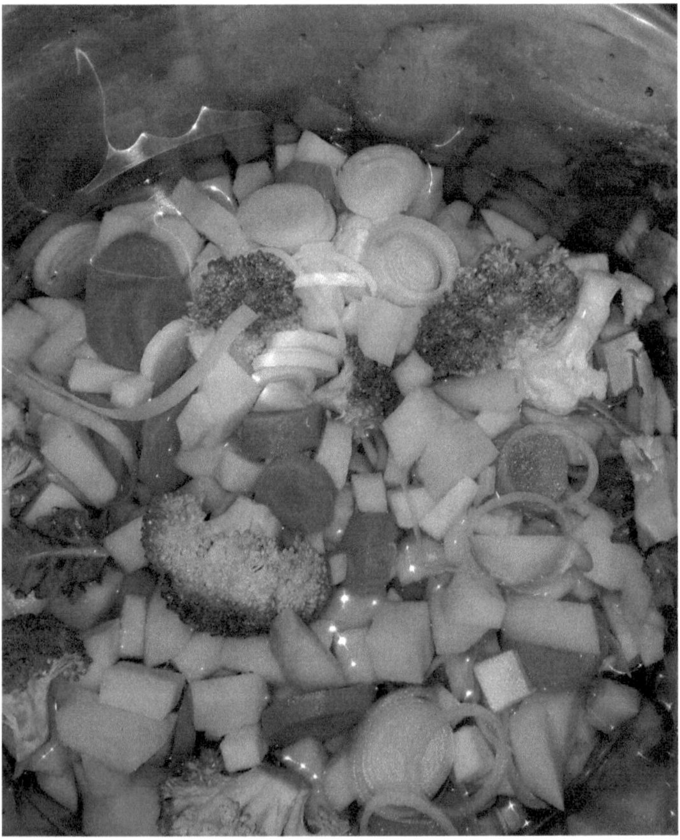

Süßkartoffeln

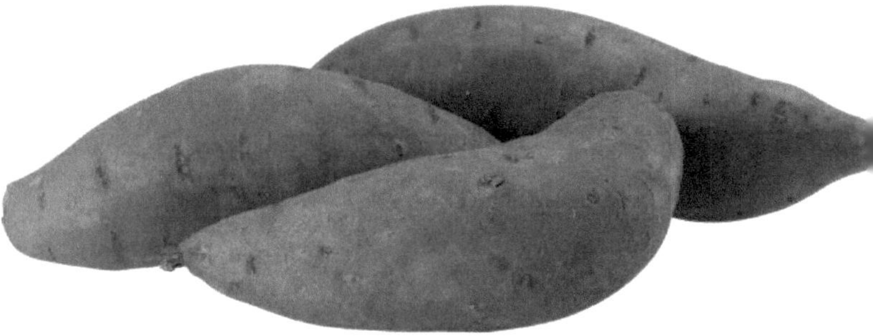

Süßkartoffel-Kokoscremesuppe

4 Portionen

2 - 3 Süßkartoffeln
4 - 6 Möhren

schälen und in kleine Stücke schneiden

1 Zwiebel
2 Knoblauchzehen hacken
1 Chili in Ringe schneiden
schwarer Pfeffer, Salz, Kurkuma und Kreuzkümmel.

Alles zusammen in einen großen Topf geben. Gießen Sie soviel Wasser hinzu, bis die Zutaten bedeckt sind.

Danach
1 Dose Kokosmilch

dazugeben, würzen und gut durchrühren.
Ungefähr 20 Minuten gut durchkochen lassen, bis die Kartoffeln weich sind.
Das Aufschäumen der Kokosmilch verliert sich im Laufe des Kochvorgangs. Würzen Sie mit schwarem Pfeffer, Salz, Kurkuma und

Kreuzkümmel.

Den Topf von der Kochstelle nehmen und mit dem Pürierstab zu einer fein cremigen Masse verarbeiten.

Zur Garnierung nehmen Sie Petersilie.

Süßkartoffel-Erdnuss-Suppe

4 Portionen! 1 essen, drei einfrieren!

1	Zwiebel(n)
1	Knoblauchzehe
2 EL	Kokosöl
3 - 4	Süßkartoffeln
1 Liter	Gemüsebrühe
75 g	Erdnüsse ohne Schale
1 Dose	Kokosmilch
2 EL	Limettensaft
1 EL	grünes Curry
	Salz und Pfeffer nach Belieben

Knoblauch und Zwiebel schälen und würfeln. Etwas Kokosöl in einen großen Topf geben und Knoblauch und Zwiebeln anschwitzen.

Süßkartoffeln ebenfalls schälen und auch würfeln, dann in den Topf geben und mit

Gemüsebrühe knapp bedecken. Zum Kochen bringen und 15 - 20 Min. köcheln lassen bis die Süßkartoffeln weich sind.

Die Erdnüsse in der Zwischenzeit pellen. Wenn die Süßkartoffeln weich sind, kann die Suppe püriert werden.

Anschließend noch die Kokosmilch und das grüne Curry unterrühren und auch die Erdnüsse untermixen. Lassen Sie ein paar übrig für das Topping.

Mit Limettensaft, Salz und Pfeffer abschmecken und vor dem Servieren die restlichen Erdnüsse drüber streuen.

Eignet sich gut, um ein paar Portionen einzufrieren für die nächste schnelle Mahlzeit.

Süßkartoffel Pommes Frites

2	Süßkartoffel(n)
1 Prise	Salz
1 EL	Kokos-Öl

Die Süßkartoffeln schälen und in Pommes-Stäbchen schneiden. Die Kartoffeln auf ein mit

Backpapier ausgelegtes Backblech legen, mit wenig Öl beträufeln und bei 170 °C Umluft ca. 20 Min backen. Dabei aufpassen, dass sie nicht verbrennen, Süßkartoffeln sind im Backofen schneller gar, als normale Kartoffeln.

Die Pommes Frites schmecken auch ohne Gewürze sehr gut, entfalten ihren tollen Geschmack aber erst richtig, wenn sie nach dem Backen mit einer Prise Salz bestreut werden.

Die Kartoffeln können auch vor dem Backen mit Salz, Pfeffer, Kreuzkümmel, Cayennepfeffer o.ä. bestreut werden.

Süßkartoffel - Auflauf

1 große Kartoffel
1 große Süßkartoffel
1 rote Paprikaschote
1 kleine Zwiebel
4 Knoblauchzehen ganz, geschält
1 EL Kokosöl
50 - 80 g Käse geraspelt (Ziege oder Schaf)

Backofen auf 170° Grad vorheizen. Kartoffeln in etwa 2,5 cm große und

Süßkartoffeln in 4 cm dicke Würfel schneiden. Süßkartoffeln sind schneller gar als die Kartoffeln. Die Paprika waschen, halbieren, Kerne und Stiele entfernen und in 2,5 cm große Stücke scheiden.

Gemüse, Zwiebel und Knoblauch in eine große, flache Auflaufform geben und pfeffern, nicht salzen! Mit dem Öl vermischen. 45 Minuten backen, bis das Gemüse leicht bräunt und die Kartoffeln und Süßkartoffeln weich sind.

Käse darauf verteilen, und etwa 5-10 Minuten weiter garen, bis der Käse bräunt und Blasen wirft.

Süßkartoffel-Gemüse-Suppe

Die ist für 4 Portionen gerechnet und eignet sich hervorragend dazu, portionsweise eingefroren zu werden.

Wenn Sie ein bisschen Zeit übrig haben, so empfiehlt es sich, ein wenig vorzubereiten, damit man immer mal wieder eine schnelle Mahlzeit auf den Tisch zaubern kann.

100 g Kaiserschoten
3 - 4 Karotten
100 g Fenchel frisch
8 - 10 Kirschtomaten Rispen
1 Paprikaschote gelb
1 Paprikaschote grün
1 Zucchini grün
1 Staudensellerie
½ Chili frisch
2 Knoblauchzehen
1 kl. Stck Ingwer
3 - 4 Süßkartoffeln
½ EL Chiliöl
200 ml Gemüsebrühe
Salz, Zitronenpfeffer

Kaiserschoten waschen und in Streifen schneiden

Karotten schälen und in Scheiben schneiden

Fenchel waschen, halbieren, Strunk herausschneiden und in Streifen schneiden

Tomaten waschen und vierteln

Paprikaschoten halbieren, entkernen, waschen und in Würfel schneiden

Zucchini waschen, putzen zuerst in Scheiben und dann in Streifen schneiden

Staudensellerie waschen und dann in feine Scheiben schneiden

Chilischote längs aufschneiden, entkernen, waschen und in feine Würfel schneiden

Knoblauch und Ingwer schälen und ebenfalls in kleine Würfel schneiden

Süßkartoffel schälen, waschen und in Würfel schneiden

Öl in einem großen Topf erhitzen

Süßkartoffeln, Ingwer, Knoblauch und Chili zugeben

ca. 3-5 Minuten braten

nacheinander das andere Gemüse zugeben und kurz mitbraten

mit Salz und Pfeffer leicht würzen

Gemüsebrühe angießen und zugedeckt ca. 20 Minuten leicht köcheln lassen

Suppe nochmals mit Salz und Pfeffer abschmecken

Jetzt in einem tiefen Teller anrichten.

Die anderen drei Portionen in Tiefkühlbeutel füllen, erkalten lassen und in den Gefrierschrank packen.

Süßkartoffel-Chili

1	Zwiebel
1	Knoblauchzehe
1 EL	Kokosöl
1 große	Süßkartoffel
1 kleine	Zucchini
1 kleine	Aubergine
1	Chilischote
100 g	Kidneybohnen
4	Cherrytomaten, geschält
¼	Lorbeerblatt
1 Prise	Kreuzkümmelpulver
1 MS	Cayennepfeffer
1 MS	Paprikapulver
1 MS	Oregano
1 MS	Chilipulver
30 ml	Gemüsebrühe
1 MS	Salz

Zwiebel würfeln, Knoblauch pressen und die Chilischote in Ringe schneiden. Mit 1 EL Kokosöl im Topf glasig anbraten.

Anschließend die gewürfelten Süßkartoffeln dazugeben. Nach kurzer Zeit die in Würfel geschnittene Aubergine und Zucchini dazugeben, sowie die abgetropften Bohnen. Das Ganze mit den Gewürzen würzen und nach fünf

Minuten die Gemüsebrühe dazugeben. So lange kochen lassen, bis die Kartoffeln weich sind.

Am Ende der Kochzeit fügen Sie die gewürfelten Tomaten dazu. (Achtung, jetzt nicht mehr kochen)

Kokos-Süßkartoffel-Gratin

1 große	Süßkartoffel
2 EL	Kokosöl
50 ml	Gemüsebrühe
50 ml	Kokosmilch
1 Zweig	Rosmarin
1 EL	Kokosflakes

Backofen auf 170 °C vorheizen. Süßkartoffel schälen und in dünne Scheiben schneiden oder hobeln.

Das Kokosöl in einem großen Topf erhitzen und die Süßkartoffeln darin für einige Minuten anschwitzen, bis sie beginnen weich zu werden.

Anschließend die Gemüsebrühe und die Kokosmilch hinzufügen und für ca. 5 Minuten bei geringer Hitze köcheln lassen.

Die Süßkartoffelscheiben in eine Auflaufform

schichten und die Brühe darüber gießen. Für ca. 30 Minuten backen, bis die Kartoffeln leicht knusprig sind.

Mit den Kokosflakes bestreuen und dem Rosmarinzweig dekoriert, servieren.

Süßkartoffel-Kokos-Ragout

4 Portionen! 1 essen, Rest einfrieren!

250 ml	Kokosmilch
3 EL	Kokosöl
3 EL	Kokosflakes
3 - 4	Süßkartoffeln
2	Schalotten
2 TL	Currypulver
1 EL	Tomatenmark
50 ml	Gemüsefond
3 EL	Erdnusskerne, geröstet
1 MS	Cayennepfeffer
	Meersalz

Zuerst die Süßkartoffeln waschen, schälen und in 1 cm x 1 cm große Würfel schneiden.

Die Schalotten ebenfalls schälen und sehr fein würfeln.

Eine Pfanne mit Bio-Kokosöl erhitzen und die Schalottenwürfel darin bei mittlerer Hitze kurz farblos anschwitzen.

Anschließend die Süßkartoffelwürfel hinzugeben und beides bei mittlerer Hitze für etwa 3 Min. anbraten.

Jetzt Curry und Tomatenmark gleichmäßig einrühren und das Ragout bei mittlerer Hitze erneut kurz anschwitzen.

Mit Kokosmilch und Gemüsefond aufgießen, das Ragout langsam zum Kochen bringen und jetzt die Erdnüsse zugeben.

Das Ragout zugedeckt bei geringer Hitze etwa 10 Min. lang schmoren lassen.

Mit Meersalz und Cayennepfeffer würzen.

Eine Pfanne ohne Zugabe von Fett erhitzen und darin Kokosflakes bei mittlerer Hitze kurz rundum goldbraun rösten und über das Süßkartoffel-Kokos-Ragout streuen.

Süßkartoffelrohkostsalat

2 Portionen

1	Süßkartoffel
1	Karotte
1	Kohlrabi
1	Zwiebel
1	Knoblauchzehe
2	große Salatblätter
1	Saft einer Zitrone
100 ml	süße Sahne
1 TL	Walnssöl
	Salz, Pfeffer, Kräuter der Saison

Süßkartoffel, Karotte und die Kohlrabi klein raspeln. Das Ganze gut durchmischen.

Zwiebel und Knoblauch klein hacken und mit den Gewürzen und dem Zitronensaft zu der Sahne geben. Gut vermengen.

Nun die beiden großen Salatblätter auf je einen Teller legen, mit den Raspeln füllen und mit der Sauce übergießen. Abschließend die Kräuter darüberstreuen.

Schnelle warme Mahlzeiten

kalorienarm und köstlich

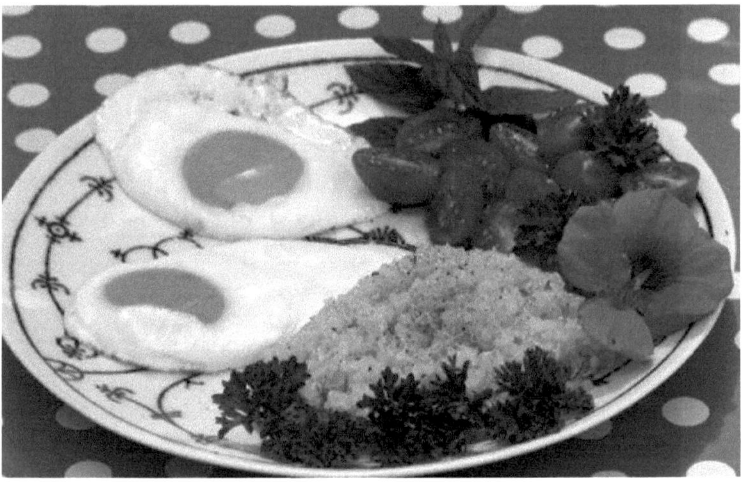

Omelette mit Porree

3 Enteneier (wahlweise Hühnereier)
Salz und Pfeffer
1 EL Kokosöl
1 Stange Porree
1 EL Hanfsamen

Kokosöl in der Pfanne erhitzen, danach die in Scheiben geschnittene Porreestange dazugeben und ca. 10 Minuten bei kleiner Hitze garen lassen. In der Zwischenzeit schlagen Sie die Eier schaumig und würzen die Eimasse mit Salz und Pfeffer. Diese danach zu dem Porree in die Pfanne gießen. Streuen Sie ein paar Hanfsamen über das Omelette.

Kartoffel-Gemüse-Auflauf

4 Portionen! Eins essen, drei einfrieren!

250 g Kartoffeln
250 g Karotten
300 g Brokkoli
200 g Champignons
1 Zwiebel

1	Knoblauchzehe
2 EL	Kokosöl
300 ml	Kokosmilch
2	Eier
1 TL	Gemüsebrühe
	italienische Kräuter, Muskatnuss, Salz & Pfeffer
200 g	veganer Käse

Die Kartoffeln und Karotten schälen, den Brokkoli in Röschen teilen, die Champignons säubern und in Scheiben schneiden.

Die Kartoffeln in dickere Scheiben, die Karotten in etwas dünnere Scheiben schneiden. Den Backofen auf 170° Grad vorheizen.

Die Kartoffeln und Möhren für ca. 5 Minuten in etwas Salzwasser dünsten. Dann den Brokkoli hinzufügen und für weitere 5 - 8 Minuten garen.

Währenddessen die Zwiebel schälen, würfeln und in einem EL Kokosöl anschwitzen. Die Champignons hinzugeben, mit etwas Salz, Pfeffer und Knoblauch würzen und kurz anbraten.

300 ml Kokosmilch mit den Eiern, 1 TL Gemüsebrühe, italienischen Kräutern und geriebener Muskatnuss verquirlen, evtl. mit Salz und Pfeffer nachwürzen.

Das gedünstete Gemüse aus dem Topf nehmen und zusammen mit der Champignons-Zwiebel-

Masse in eine leicht gefettete Auflaufform geben, mit der Ei-Kokosmilch-Masse übergießen und mit dem Käse bestreuen.

Die Auflaufform für ca. 30-35 Minuten im vorgeheizten Backofen bei 170° Grad Umluft backen bis der Käse goldgelb geschmolzen ist.

Omelette mit Hanfsamen

3	Eier
1 TL	Kokosöl
1 TL	Hanfsamen
	Gartenkräuter

Die Eier verquirlen

Kokosöl in die Pfanne schmelzen lassen, danach die Eimasse hineingeben

Wenn das Ei fest geworden ist, mit Hanfsamen und Gartenkräutern bestreuen

Spargel mit Chiasamen

7 Stangen	Spargel
2 Gläser	Wasser
3-4	Kartoffeln
1 Stück	Butter
	Salz und Pfeffer
20 g	Chiasamen

Spargel abschälen und die Schalen in einen Topf legen

2 Gläser Wasser darüber gießen

Sieb in den Topf legen und den Spargel darauf legen

Kartoffeln schälen, halbieren und zu dem Spargel legen.

Spargel und Kartoffeln sollten nicht im Wasser liegen, es wird nur mit dem Dampf gegart

Nach 20 Minuten ist das Essen fertig.

1 Stück Butter schmelzen,
mit Salz und Pfeffer würzen
und mit Chiasamen bestreuen

Spargel-Curry mit Kokosmilch

1 EL Kokosöl
1,5 TL grüne Curry-Paste
200 ml Kokosmilch
1,5 TL Gemüsebrühe-Pulver
1,5 TL Saft einer Limette
1 TL Kokosblütenzucker
120 g Kichererbsen (aus der Dose)
150 g Zucchini
250 g Spargel
2 EL Kokosmehl
10 Blätter Basilikum (frisch)

Kokosöl in der Pfanne (oder im Wok) erhitzen, die Curry-Paste zugeben und kurz anbraten.

Kokosmilch, Gemüsebrühe-Pulver, Limettensaft und Kokosblütenzucker hinzufügen und vermischen.

Kichererbsen abtropfen lassen, hinzufügen und etwa 5 Minuten köcheln lassen.

Zucchini waschen und Spargel schälen. Anschließend beides klein schneiden und in der Brühe etwa weitere 10 Minuten mitköcheln lassen.

Kokosmehl darüber streuen und verrühren.

Die Pfanne von der Feuerstelle nehmen und etwas abkühlen lassen. Anschließend mit Basilikumblättern und etwas Chili bestreuen und servieren.

Brennnesselspinat

20	junge Brennnesseltriebe
2	Knoblauchzehen
2	Eier
3-5	Kartoffeln
1 EL	Kokosöl
	Salz, Pfeffer, Muskat

Brennnesseltriebe mit kochendem Wasser überbrühen und anschließend sofort mit eiskaltem Wasser kühlen; dadurch wird die schöne grüne Farbe der Brennnessel stabilisiert. Danach wird die kalte Brennnesselmasse leicht ausgepresst und mit einem Messer feingehackt oder auch passiert. Ein wenig Kokosöl bei niedriger Hitze in der Pfanne schmelzen, danach rührt man die Brennnesseln dazu und schmeckt das Ganze mit Salz, Pfeffer, Muskat und Knoblauch ab.

Die Kartoffeln 20 Minuten im Wasserdampf garen. Kurz vor Garende, die Eier in ein wenig Kokosl-Öl zu Spiegeleiern verarbeiten.

Kokosgemüsepfanne

1	Süßkartoffel
100 g	Bohnen
100 g	Staudensellerie
15 g	Ingwer
1	Zwiebeln
1	Peperoni
3 TL	Kokosöl
250 ml	Gemüsebrühe (hefefrei)
100 ml	Kokosmilch
1 TL	Kokosmehl
2 Prisen	Salz
2 Prisen	Pfeffer

Süßkartoffeln schälen und würfeln

Bohnen halbieren

Sellerie in Scheiben schneiden

Ingwer schälen und würfeln

Pfefferschoten halbieren, entkernen und würfeln

Zwiebeln, Ingwer und Pfefferschote in heißem Kokosöl andünsten

Süßkartoffeln dazugeben und mit der Brühe auffüllen

15 Min. garen

Bohnen, Sellerie und Kokosmilch dazu geben und weitere 10 Minuten garen

Das Gemüse mit Kokosmehl binden und kräftig würzen.

Zucchini-Pfanne

1	Zucchini
2	Jalapeños
1	Zwiebel
2	Knoblauchzehen
	Salz, Pfeffer, Paprika
	Kräuter der Saison

Zwiebel und Knoblauch kleinhacken und in Kokos-Öl anschwitzen

1 Zucchini in kleine Würfel schneiden

Jalapeños in kleine Ringe schneiden und über das Gemüse verteilen.

Geben Sie ein bis zwei TL Wasser in die Pfanne und lassen das Gemüse ungefähr 10 Minuten bei kleiner Temperatur dünsten.

Kräftig würzen und die kleingehackten Kräuter darüberstreuen

Porree-Zucchini-Suppe

3 kleine	Porreestangen
3 Zweige	Petersilie
1 kleine	Zucchini
3 Zweige	Liebstöckel
1	Knoblauchzehe
½ l	Gemüsesuppe (Würfel)

½ l Kokoswasser
Cayennepfeffer
Zitonengras
Ingwer
Salz und Pfeffer

Gemüsebrühe zusammen mit dem Kokoswasser in einen Topf geben

Die Porreestangen in Scheiben schneiden

Zucchini würfeln

Alles zusammen mit den Kräutern in die Gemüsebrühe geben und ca. 10 Minuten köcheln lassen.

Asiatisches Kokos-Curry-Huhn

1 EL Kokosöl
150 g Hühnerbrust (aus Freilandhaltung)
1 EL Currypaste (gelb, grün, rot oder Currypulver)
1 Bio-Frühlingszwiebel
2 Knoblauchzehen
1 kleines Stück Ingwer
1 rote Paprika
1 kleine Zucchini

1	kleine Dose Ananas (zuckerfrei, in Stücke geschnitten)
1 Dose	Kokosmilch
1 EL	Kokosmehl
50 g	Cashewkerne
1 EL	Kokosflakes
1 Zweig	Koriander

Das Öl in einem Wok oder einer großen Pfanne auf hoher Stufe erhitzen.

Die Hühnerbrust scharf anbraten, ständig rühren und nach 1 Minute die Hitze auf etwa 3/4 herunter drehen.

Nacheinander Currypaste, Frühlingszwiebel, in feine Röllchen geschnitten, Knoblauch, fein gehackt, Ingwer, in kleine Streifen geschnitten, Paprika, grob geschnitten, und Zucchini, in Scheiben geschnitten, hinzugeben und alles unter ständigem Umrühren 3-4 Minuten braten.

Zum Schluss die Ananas, die Kokosmilch und das Kokosmehl hinzugeben, gründlich verrühren und kurz aufkochen.

Mit Cashewkernen, Kokosflakes und Koriander garniert servieren.

Leichte Gemüsesuppe

1 TL Kokosöl oder Ghee
1 Zwiebel
250 g Gemüse der Saison
½ Liter Wasser
½ Bund Petersilie
und/oder
andere Gartenkräuter
Meersalz
Pfeffer
Muskat
Bio-Butter

Eine Zwiebel hacken und in ein wenig Kokosfett oder Ghee andünsten. 250 Gramm Gemüse der Saison klein schneiden (zum Beispiel Brokkoli, Fenchel, Karotten, Pastinaken, Blumenkohl, Mangold oder was auch immer Ihnen mundet) und dazu geben, umrühren und kurz anbraten lassen.

Mit ½ Liter Wasser (oder auch mehr, wenn Sie lieber dünne Suppen essen) ablöschen, aufkochen und nur wenige Minuten leicht köcheln lassen – so lange, bis das Gemüse etwas weich ist, aber noch Biss hat. Erst zum Schluss geben Sie einen halben Bund Petersilie oder andere frische Gartenkräuter (fein gewogen/gehackt) hinzu und schmecken mit Meersalz, Kräutersalz oder Steinsalz, Muskat und frisch gemahlenem Pfeffer oder etwas Tamari ab.

Wenn Sie die Suppe lieber püriert mögen, dann pürieren Sie sie, geben aber erst nach dem Pürieren die Kräuter dazu und lassen kurz vor dem Servieren einen Löffel Bio-Butter oder Kokosöl darin schmelzen. Wenn Sie mögen, können Sie zur Suppe einige Saatencracker knabbern. Das Rezept dazu finden Sie auf der nächsten Seite.

Hokkaido Suppe

4 Portionen! Eins essen, drei einfrieren!

800 g	Kürbisfleisch (Hokkaido)
1 EL	Kokos-Öl
100 ml	Weißwein, trocken (Riesling)
200 ml	Orangensaft
1 TL	Ingwer, frisch gerieben
2 l	Gemüsebrühe
2-3 Zweige frische Petersilie	
	Kräuterwürze
½ TL	Zimt, gemahlen
	Cayennepfeffer

Salz und Schwarzer Pfeffer
Paprikapulver, Kurkuma, Rohrohrzucker

Gewürfeltes Kürbisfleisch leicht zuckern und in heißem Öl kurz karamellisieren. Ingwer zugeben. Mit Weißwein ablöschen und einreduzieren lassen. Den Orangensaft zugeben und nochmals auf die Hälfte reduzieren, dann mit heißer Brühe aufgießen und bei mittlerer Hitze ca. 20 Minuten köcheln lassen.

Die Suppe pürieren und mit Zimt, Salz, Pfeffer, Paprikapulver, Kurkuma und Cayennepfeffer abschmecken.

Hokkaido-Kokos-Suppe

4 Portionen!

1 halber	Hokkaido-Kürbis
6	Möhren
2	Knoblauchzehen
1	Apfel
3	Kumquat
1 Dose	Kokosmilch
1 bis 2	Tomaten
100 g	Schafskäse

Wasser
Liebstöckl und Minzblätter
Salz, Pfeffer, Paprika

Kübis und Möhren in kleine Stücke schneiden und in einen großen Topf geben.

Mit Wasser auffüllen, bis das Gemüse knapp bedeckt ist.

Danach den Knoblauch, den Apfel und die Kumquat mit in den Topf geben, kräftig würzen und zum Schluss die Kokosmilch darübergießen.

Nach circa 30 Minuten kann die Suppe püriert werden, lassen Sie ein paar Stücke unpüriert.

Dann schneiden Sie den Schafskäse und die Tomaten in kleine Stücke und mischen sie untereinander.

Die Suppe servieren und einen Löffel der Schafskäse-Tomaten-Mischung mit auf den Teller geben.

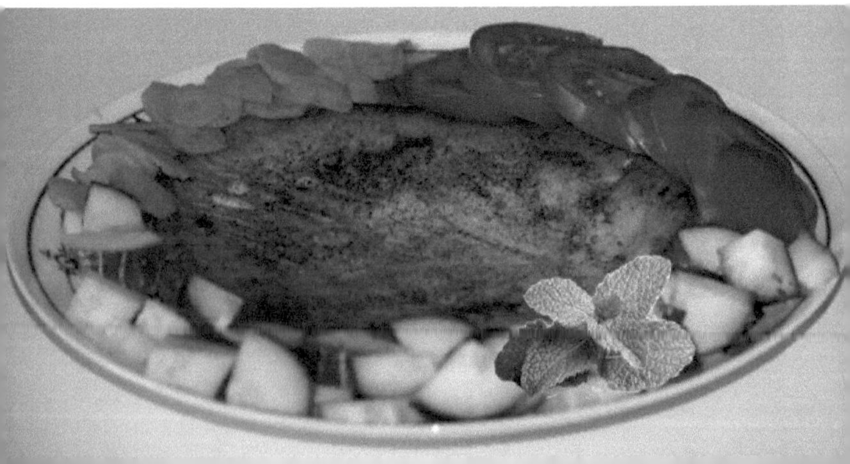

Strammer Käse-Max

2	Eier
1 Scheibe	Dinkelbrot
1 Scheibe	Ziegenkäse oder veganer Käse
10 g	Butter
	Kräuter
	Steinsalz

Brot mit der Butter bestreichen und mit Ziegenkäse belegen.

Die Eier in Kokosöl zu Spiegelei braten, ein wenig Steinsalz darüberstreuen und auf den Ziegenkäse legen. Mit Kräutern bestreuen und essen. Das ist jetzt nicht wirklich basisch, aber lecker.

Riesenbovist

1 Scheibe Riesenbovist oder viele kleine Flaschenboviste

½	Gurke
1	Karotte
1	Tomate
1 EL	Kokosöl

Den Bovist gut würzen und in der Pfanne mit Kokosöl goldbraun braten. Auf einen Teller legen.

Gurke, Karotten und Tomate klein schneiden und auf dem Tellerrand dekorieren

Kokos-Blumenkohl-Curry

3 Portionen! Eins essen, zwei einfrieren!

1 EL	Kokosöl
1 kleiner	Blumenkohl
1	Aubergine
4 EL	Kichererbsen
1	Orange
1	Limette
3 Zweige	Petersilie
400 ml	Kokosmilch
½ TL	Kreuzkümmel
1 TL	Kurkuma
¼ TL	Chilipulver
1 TL	Ras el Hanout
	Salz & Pfeffer

Den Blumenkohl waschen und in Röschen zerteilen, die Aubergine waschen und in grobe Würfel schneiden.

Die Orange schälen, Filets herauslösen und in der Mitte teilen. Nun die Limette auspressen, die Petersilie waschen, kleinhacken und beides zur Seite stellen.

Das Kokosöl in einem Topf erhitzen und den Blumenkohl darin für einige Minuten anschwitzen. Anschließend die Aubergine hinzugeben. Das Gemüse mit dem Limettensaft und der Kokosmilch ablöschen.

Die Gewürze hinzugeben und bei mittlerer Hitze 15-20 Minuten köcheln lassen.

Vegetarische Mini-Kokos-Pizza

85 g	Kokosmehl
3	Eier
3 TL	getrocknete Kräuter
	etwas Salz & Pfeffer
1 Dose	passierte Tomaten
2 - 4 TL	Naturjoghurt
3 TL	Kokosöl
6	kleine Tomaten
1 Stängel	Lauchzwiebeln

1 Handvoll Rucola
Salz, Pfeffer, Paprika nach Belieben
1 Glas schwarze Oliven

Das Kokosmehl, getrocknete Kräuter, Salz und Pfeffer in einer Schüssel miteinander vermengen.

In einer anderen Schüssel die Eier mit einem Handrührgerät schaumig rühren. Danach die Mehl-Mischung, den Naturjoghurt und das Kokosöl hinzufügen und vermengen. Den Teig kneten und in 6-8 Portion, je nachdem, wie groß die Mini-Pizzen sein sollen, aufteilen. Schließlich runde Pizzaböden in einer Dicke von ca. 1 - 2 cm formen.

Den Ofen auf 170 °C (Ober-/Unterhitze) vorheizen. Ein Backblech mit Backpapier auslegen und für ca. 5 Minuten in den Ofen schieben, damit sich das Blech erwärmt. Danach das Blech aus dem Ofen nehmen und 1 TL Kokosöl darauf zerschmelzen lassen, damit sich die Pizzen leichter lösen lassen.

Die Pizzen ohne Belag auf das Blech legen und für ca. 10 Minuten vorbacken. Danach das Blech erneut aus dem Ofen nehmen.

Die passierten Tomaten mit 2 TL getrockneten Kräutern vermischen und auf den vorgebackenen Pizzen verstreichen. Die Frühlingszwiebel zerkleinern und auf den Pizzen verteilen. Mit Salz, Pfeffer, Paprika nach Belieben würzen. Danach die Pizzen erneut für etwa 10 Minuten in den Ofen schieben.

Wenn sich der Pizzarand dunkel färbt, das Blech aus dem Ofen nehmen. Die Pizzen vom Blech auf einen Teller legen und mit Rucola, den gewürfelten Tomaten und Oliven garnieren.

Selbstverständlich können auch noch andere basische Zutaten verwendet werden.

Seelachsfilet in Kokoskruste

1 kleine	Zwiebel
1	Knoblauchzehe
2 EL	Zitronensaft
2 EL	Sojasauce
2 kleine	Chilischoten (getrocknet)
250 g	Seelachsfilet
1	Ei
50 g	Kokosraspel
3 EL	Kokosöl
	Meersalz, schwarzer Pfeffer
	Petersilie (frisch)

Zwiebel und Knoblauchzehe schälen und feinhacken.

Zitronensaft, Sojasauce und Chilischoten hinzugeben und alles gut verrühren.

Die Seelachsfilets für zwei bis drei Stunden in die fertige Marinade legen.

Danach den Fisch von der Marinade befreien.

In einem Teller ein Ei zerschlagen und verrühren, und auf den zweiten Teller Bio-Kokosraspel streuen.

Die Seelachsfilets von beiden Seiten in das zerschlagene Ei legen und anschließend mit Kokosraspeln bedecken.

Die vorbereiteten Filets in einer Pfanne bei kleiner mit Kokosöl etwa je 3-5 Minuten von beiden Seiten anbraten. Achten Sie darauf, dass die Pfanne nicht zu heiß wird, damit die Kokosraspeln nicht zu dunkel werden.

Servieren Sie die Seelachsfilets in Kokoskruste mit einigen Zitronenscheiben und etwas Petersilie.

Mandelauflauf

50 g Pilze, getrocknet und fein gemalene
200 ml Wasser
150 g Räuchertofu - fein zerkrümeln
150 g Karotten - raspeln
100 g Pilze - klein schneiden und dünsten
100 g Mandeln hacken und rösten
100 g Hafer- oder Hirseflocken
2-3 EL Schnittlauch - hacken
1-2 Knoblauchzehen - hacken
1-2 EL Kokosmehl
1 Hand voll Sprossen oder Huflattichblüten
1 gestrichener TL Steinsalz
1 Prise Curry
1 Prise Muskat und Pfeffer
1 TL - 1 EL Leinsamen
1 TL Masala

Kokosöl für die Auflaufform. Den zerkrümelten Tofu mit allen Zutaten, mit Ausnahme der Karotten, den Mandeln und der Sauce, mischen. Mit den Gewürzen abschmecken und in die gefettete Auflaufform geben.

Die Hälfte der Sauce unterrühren, dann Mandeln und Karotten darauf geben und die restliche Sauce darüber gießen. In der gefetteten Backform in 30 - 40 Minuten bei 180° C backen.

Salate

bunt und gesund

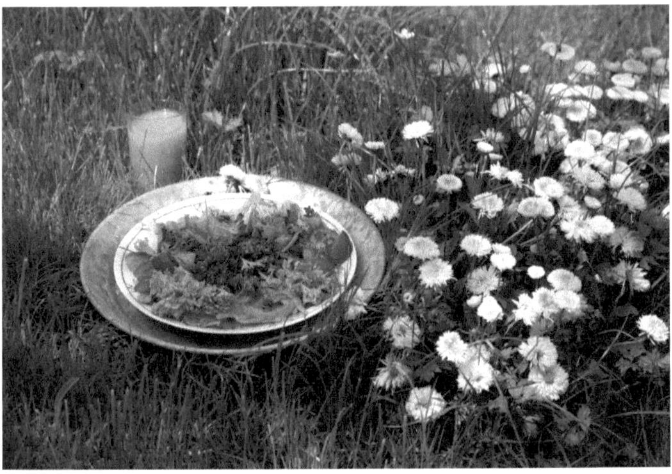

Avocado-Salat

3 Blätter Pflücksalat
2 Avocados
1 Tomate
1 kleine Gurke
1 Karotte
2 Zweige Petersilie
1 paar Schnittlauchstängel
Salz und Pfeffer,
Erdnussöl und Zitronensaft (frisch gepresst)

Pflücksalat auf einen Teller legen
Avocados,Tomate und Gurke würfeln
Karotte raspeln
Schnittlauch und Petersilie klein schneiden, mit Salz und Pfeffer, Erdnussöl und Zitronensaft würzen.

Das Ganze gut mischen und über die Salat blätter geben. Sieht lecker aus und schmeckt auch so.

Minze-Zitronen-Salat

1	Gurke
2	Roma-Tomaten
3 kleine	Schalotten
1	Paprika
2	Knoblauchzehen
	fein gehackte Petersilie (drei Stengel)
	fein gehackte Minze (5 Stengel)
1 - 2 EL	Olivenöl
2	Zitronen
	Salz, Baharat und Pfeffer

Die Schalotten in feine Ringe schneiden,

Gurke, Paprika und Tomaten entkernen und in kleine Stücke fein schneiden,

Alles zusammen in eine große Schüssel geben und gut vermengen.

Das Dressing aus Zitonensaft, Olivenöl, Salz, Pfeffer und Baharat über die Salatmischung geben und gut vermengen.

Arabischer Salat

Partyknüller!

1	Avocado
4	Birnen
2 TL	Honig
1 Kopf	grüner Salat
5	Löwenzahnblätter (oder Rucola)
2 EL	Zitronensaft
2 EL	Olivenöl
125 g	Rosinen (vorher eingeweicht)
100 g	ungesalzene Erdnüsse
	etwas Salz und Pfeffer
	etwas Baharat
250 g	Ziegenkäse

Den gewaschenen Salat und die Löwenzahnblätter zerteilen, die Birnen, Avocado und den Käse klein schneiden, alles zusammen in einer Schüssel gut vermengen.

Salatdressing aus Öl, Honig, Zitronensaft, Salz, Baharat, Pfeffer und den Erdnüssen herstellen und über den Salat gießen.

Bunter Teller

2 Möhren
1 Gurke
2 Tomaten
2 Eier
Salz, Pfeffer, Kurkuma,
2 EL Walnussöl
2 EL Zitronensaft

Möhren raspeln. Gurke und Tomaten würfeln, mit Salz, Pfeffer, Kurkuma, Walnussöl und Zitronensaft abschmecken
Eier verquirlen und Rührei herstellen.

Blumenkohl auf Zimtcreme

½ Blumenkohl
2 kleine Äpfel
1 EL Mandeln
1 EL Kokosraspeln
1 EL Rosinen

Zutaten für die Sauce:
1 große Banane
1 EL Kokosmilch

Zitronensaft
20 g natives Bio-Kokosöl
125 ml Kokossahne
1 Prise Salz
Zimt nach Geschmack

Garnierung:

in Zitronensaft marinierte Apfelspalten

Blumenkohl putzen und waschen, Äpfel waschen und von Kerngehäuse befreien. Blumenkohl und Äpfel fein raspeln.

Die Banane zerdrücken und mit Kokosmilch, Zitronensaft und Kokosöl verschlagen.

Die halbsteif geschlagene Kokossahne unterziehen. Die Soße mit Zimt und Salz abschmecken und mit den übrigen Salatzutaten vermischen.

Fenchelsalat

3 Fenchelknollen
2 Äpfel
2 Orangen

1 Banane
250 ml Kokossahne
20 g natives Bio-Kokosöl
1 Zitrone
1 TL Kokosblütenzucker
etwas Curry
etwas Salz
etwas Meerrettich
Fenchelgrün zum Verziehren

Fenchel putzen, waschen, halbieren und in feine Scheiben schneiden.

Äpfel waschen, entkernen und in kleine Stücke schneiden. Eine Orange schälen, filetieren und dann in Stücke schneiden.

Die Banane schälen, eine Hälfte in Stücke schneiden, die andere Hälfte zerdrücken und mit der Kokossahne, dem Saft einer Zitrone und einer Orange, sowie dem Kokosöl vermengen.

Die Sauce mit dem Kokosblütenzucker, Curry, Salz und Meerrettich abschmecken, den Fenchelsalat damit anrichten und mit Fenchelgrün verziehren.

Brennnessel-Erdbeersalat

250 g Brennesselblätter
100 g Erdbeeren
2 Tomaten
1 kleine Gurke
1 kl. Kopf Radicchio
Salz
schwarzer Pfeffer
Kurkuma
Brennesselsamen
Saft einer Zitrone
Olivenöl

Die Brennnesselblätter abwaschen und die Härchen entfernen, am besten mit Gummihandschuhen. Die Erdbeeren halbieren, Tomaten würfeln. Die Gurke halbieren und aushöhlen, danach würfeln. Die Kerne pürieren und für das Dressing bereit halten.

Radicchio klein schneiden, alle Zutaten zusammen in eine Schüssel geben.

Das Dressing bereiten Sie aus Olivenöl und Zitronensaft zu und schmecken es mit Brennnesselsamen, schwarzem Pfeffer, Kurkuma, Salz und dem Gurkenprüee ab. Gut mischen und über den Salat geben.

Champignon-Salat

500 g frische Champignons
3 EL Weizenkeimöl
2 EL frische Kräuter, gehackt
1 EL Zitronensaft
1 Prise
Kristallsalz
schwarzer Pfeffer
Kurkuma

Champignon waschen und in dünne Scheiben schneiden.

Weizenkeimöl, Zitrone, Salz, Pfeffer und Kurkuma zu einer Salatsoße rühren. Die Champignons vorsichtig mit der Salatsoße vermischen.

Salat mit den gehackten Käutern bestreuen.

Frühlingssalat
1 Bund Löwenzahn
1 Bund Rucola
1 Bund Radieschen
1/2 Bund Postelein
1/2 Bund Bärlauch
2 Karotten
3-4 Blätter Giersch

3-4 Blätter Minze
1 Tomate
100 g Himbeeren

Alle Zutaten kurz waschen, abtropfen lassen und etwas schneiden.

Bei den Radieschen die Enden abschneiden und in dünne Scheibchen schneiden. Tomate würfeln.

Karotten waschen, schälen und mit dem Spargelschäler dünne Späne abhobeln - nach Belieben noch einige feine Lauchringe oder einen feingeschrittenen Apfel dazugeben, die Kräuter klein schneiden, die Himbeeren ganz lassen - alles gut vermengen und mit Ihrer Lieblingssauce anmachen.

Ein paar Blätter der Radieschen können ebenfalls, wer mag, klein geschitten und in den Salat gegeben werden.

Kartoffelsalat

10 Kartoffeln
2 Zwiebeln
2 Äpfel
etwas grüne Gurken
Gemüsebrühe (hefefrei)
selbstgemachte Majonese
Salz
Pfeffer
Walnussöl

Kartoffeln kochen und in kleine Scheibchen schneiden, Zwiebeln würfeln, Äpfel und Gurke würfeln und in eine Schüssel geben. Aus Bio-Gemüsebrühe, Walnussöl, reichlich Mayonnaise, Salz und Pfeffer eine Marinade bereiten und mit den übrigen Zutaten vorsichtig vermischen

Selbstgemachte Majonese

Drei Eigelb von Biohühnereiern mit der Küchenmaschine auf höchster Stufe schlagen, nach und nach das Walnussöl eintropfen lassen. Zwischendurch etwas Zitronensaft dazu tun und weiter Öl einlaufen lassen. Wenn eine feste homogene hellgelbe Creme entstanden ist, mit etwas Salz, Pfeffer, Kurkuma und Kräutern nach Geschmack würzen.

Ich nehme immer die unbefruchteten Eier meiner eigenen Hühner, da weiß ich, dass sie mit Biofutter gefüttert werden und viel Auslauf haben, also zu den guten Säurebildnern gehören.

Kohlrabisalat

2 Kohlrabi
1 Apfel
1-2 Pastinaken
frischer Ingwer
Saft aus einer Zitrone
Gewürze nach Geschmack

Kohlrabi waschen, schälen und die Blätter für Suppe oder Gemüse aufheben - grob raspeln - ein wenig frischen Ingwer raspeln.

Pastinaken waschen oder bürsten und schälen - grob raspeln. Den Apfel schälen und ebenfalls grob raspeln mit Zitronensaft beträufeln.

Salatsauce aus Zitrone und Öl mit frischen Kräutern herstellen und darin den Salat 15 Minuten ziehen lassen.

Blumiger Sommersalat

4 Tomaten
1 Gurke
1 rote Paprika
1 gelbe Paprika
1 grüne Paprika
Rukolasalatblätter
Kernmischung
100 g Erdbeeren
Schnittlauch
Zwiebel
Petersilie
Basilikum
8 Kapizinerkresseblüten

Tomaten, Gurke und Paprika würfeln. Erdbeeren halbieren, Zwiebeln und Kräuter zerkleinern. Eine Marinade aus Olivenöl und Zitronensaft, mit Salz und Pfeffer würzen, herstellen. Rukolablätter als Unterlage für die übrigen Zutaten verwenden. Kerne über den

Salat streuen und mit den Blüten verzieren. Darüber gießen Sie die Marinade.

Krautsalat

500 g Weißkohl
200 g Möhren
1 große grüne Paprikaschote
½ Bund Schnittlauch

Sauce:
125 g Kokosmilch
25 g natives Bio-Kokosöl
1 gestr. TL Salz
Pfeffer
2 TL Kreuzkümmel

ein paar Körner Fenchelsamen im Mörser zerstoßen

Den Kohl putzen. waschen, vieteln, den Strunk entfernen. Die Möhren schälen und waschen. Mit der Küchenmaschine den Kohl in feine Streifen hobeln. die Möhren grob raspeln. Die Paprikaschote waschen, von Stilanstz und Kernen befreien und klein hacken. Den Schnittlauch waschen und in Röllchen schneiden.Die Salatzutaten mischen. Mit dem Handmixer aus den Saucenzutaten eine feine Creme zubereiten und mit den Salatzutaten anrichten.

Sommertraum

4 Tomaten
1 Salatgurke
1 Paprikaschote, gelb
1 Paprikaschote, rot
1 Zwiebel, evtl. rot
5 Radieschen
10 Erdbeeren
1 Bund Löwenzahn
3 Blüten vom Löwenzahn
10 Blüten der Kapuzinerkresse
10 junge Blätter der Kapuzinerkresse
Peperoni, mild nach Belieben
1 Chilischote
3 EL Hanföl
1/2 Zitrone, Saft und abgeriebene Schale
Oliven, schwarz, ohne Stein

Das Gemüse gut waschen, alle Zutaten klein würfeln, vorher Kerne und Stile entfernen.

Alles in einer großen Schüssel gut miteinander mischen und mit Salz, Pfeffer, Hanföl, etwas Zitronenschale und Zitronensaft würzen. Wer mag, kann noch schwarze Oliven untermischen.

Beluga-Linsen-Salat

100 g Beluga-Linsen (zwei Tage eingeweicht und gekeimt)

100 g Pastinake, geschält und gewürfelt

100 ml Gemüsebrühe

1 TL Kurkuma gemahlen

1 TL naturbelassenes Salz

1 EL Arganöl (oder auch Hanföl)

1/3 Bio-Zitrone, mit der Schale in Spalten geschnitten

1 Bund Koriander (oder ½ Bund Petersilie) gehackt

Nach Wunsch etwas Chili, Pfeffer und eine Prise Steinsalz

Beluga-Linsen, Pastinakenwürfel und Kurkuma in der Gemüsebrühe in einer hohen Pfanne zum Kochen bringen. Circa 10 Minuten auf kleiner Flamme weiter köcheln lassen, bis die Linsen weich sind.

Die Pfanne vom Herd nehmen und etwas auskühlen lassen. Die Zitrone waschen und mit der Schale in Scheiben schneiden. Die Linsen-Mischung mit den Zitronenscheiben, dem Salz, Chili, Arganöl beziehungsweise Hanföl und Koriander oder der Petersilie mischen. Etwas durchziehen lassen.

Die Zitronenscheibchen ergeben einen sehr erfrischenden Geschmack. Man kann sie wunderbar mitessen. Wer sie nicht mag, lässt die Zitrone weg und verwendet stattdessen etwas frischen Zitronensaft.

Bunter Möhrensalat

2 - 3	Möhren
1 kl.	Gurke
2	Tomaten
1gelben	Paprika
1 kl.	Salat
	Petersilie, Schnittlauch, Basilikum (nach Belieben)
	Salz, Pfeffer,
1 EL	Zitronensaft
2 EL	Erdnuss-Öl

Möhren raspeln
Gurke und Tomate kleinwürfeln
gelben Paprika in feine Streifen schneiden
Salat zerpflücken
Petersilie, Schnittlauch, Basilikum klein hacken
mit Salz, Pfeffer, Zitronensaft und Erdnuss-Öl würzen

Staudensellerie - Ananas - Salat

Zutaten für 2 Portionen:

½ Bund Staudensellerie
½ Ananas
1 kleine Zwiebel
Salz und Pfeffer, frisch gemahlen
1 EL weißer Balsamico
2 EL Walnussöl
Saft einer Zitrone
1 Handv. rosa Beeren[2]

---

2 Rosa Beeren schmecken süß, aromatisch, terpentinartig, leicht holzig und ähnlich wie Wacholder. Rosa Beeren sind jedoch nicht scharf. Das volle Aroma entfaltet sich erst, wenn die Körner zerstoßen werden.

Die Stängel des Staudensellerie in ca. 2 cm dicke Scheiben schneiden und in Salzwasser blanchieren, sie sollen bissfest bleiben. Inzwischen die frische Ananas in 2 cm große Würfel schneiden und die Zwiebel fein hacken.

Die abgetropften Selleriestückchen leicht auskühlen lassen und mit Ananas und Zwiebeln mischen. Salzen, pfeffern und mit Zitronensaft und Öl vermischen. Für Dekoration und würzigen Geschmack noch rosa Pfefferbeeren und fein gehackte zarte Sellerieblätter daruntermischen.

Paprika-Bananensalat

2 - 3 Blätter Pflücksalat
1 große rote Paprika
1 große Banane
1 EL Hanfsamen
Salz
Pfeffer
2 EL Mandelöl
Saft von 1 Zitrone

Alls zusammen in einer Schüssel anrichten

Blumenkohlsalat

100 ml	Kokosmilch
2 EL	Kokosöl
4 EL	Kokosblütensirup
1/2	Blumenkohl
1	gelbe Paprikaschote
6	Cherrytomaten
1 Stiel	Minze
1	Orange
	Meersalz
	Pfeffer

Den Blumenkohl waschen, putzen und in winzige Röschen zerteilen.

Die Paprikaschote putzen, waschen und in sehr feine Würfel schneiden.

Die Tomaten waschen, halbieren und die Stielansätze herausschneiden. Die Kerne der Tomaten entfernen und die Tomatenfilets ebenfalls sehr fein würfeln.

Die Minze waschen, mit Küchenpapier trocken tupfen sowie die Blätter vom Stielansatz befreien. Die Minzblätter grob schneiden.

Die Orange unter fließend heißem Wasser abspülen und mit einem Tuch trocken reiben. Die orangene Schale einer ½ Orange abreiben, ohne dabei die weiße Unterhaut zu beschädigen, sowie den Saft einer 1 Orange in eine Schüssel auspressen.

Nun eine mittelgroße Pfanne mit Kokosöl erhitzen und den Blumenkohl darin bei mittler Hitze wenige Minuten rundum scharf anbraten. Anschließend die Paprikawürfel hinzugeben und weitere 3 Minuten mitbraten. Das Gemüse mit Kokosblütensirup kurz karamellisieren lassen, danach den Abrieb und Saft einer ½ Orange zugeben und das Ganze mit Bio-Kokosmilch ablöschen. Mit Meersalz und Pfeffer würzen.

Den Blumenkohlsalat ca. 2-3 Minuten einkochen lassen, bis die Flüssigkeit eine schöne Bindung angenommen hat.

Jetzt die Tomatenwürfel hinzufügen, unterheben den lauwarmen Blumenkohlsalat in einem Ring mittig des Tellers anrichten und mit Minze garnieren.

Tomate-Mozarella

2	Roma-Tomaten
1	Ziegenmozarella
1	Zwiebel
2 - 3	Salatblätter
1 EL	Balsamico
1 EL	Avocadoöl
	Salz und Pfeffer

Tomaten und Mozarella in Scheiben schneiden.

Salatblätter auf einem Teller verteilen, danach die Mozarella- und Tomatenscheiben abwechseln darüber verteilen.

Die Zwiebel kleinhacken und über die Tomaten streuen.

Mit Salz und Pfeffer würzen und abschließend mit Öl und Basamico garrnieren.

Feldsalat mit Honigdressing

Zutaten für 2 Portionen:

100 g	Feldsalat
1	Chalotte
75 g	Champignons

1 rote	Paprika
4	Kirschtomaten
1	Knoblauchzehe
2 EL	Zitronensaft
½ TL	Senf
1 TL	Bio Honig
	Salz
	Pfeffer
2 EL	Olivenöl
	Kürbiskerne

Den Feldsalat waschen und putzen. Die Zwiebeln abziehen und in Ringe schneiden. Die Champignons putzen und in Scheiben schneiden. Die Paprikaschote putzen und in kleine Stücke schneiden. Die Kirschtomaten waschen und halbieren. Alle Zutaten in eine Schüssel geben und vermischen.

Für das Dressing die Knoblauchzehe schälen, sehr klein würfeln und mit dem Zitronensaft, dem Senf, dem Honig und dem Öl verrühren. Mit Salz und Pfeffer würzen und über den Salat gießen. Zum Schluss noch einige Kürbiskerne darüber streuen.

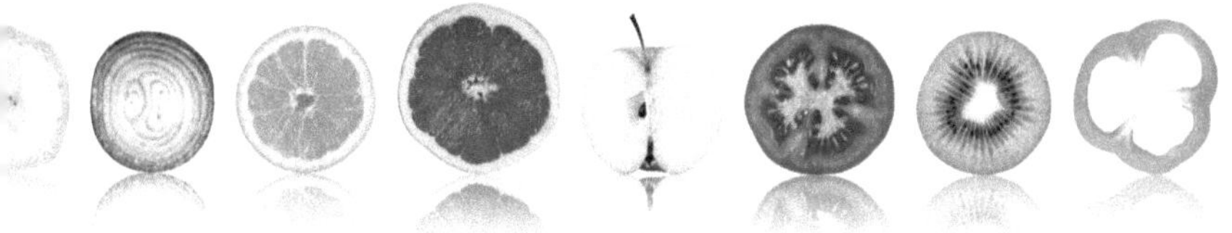

Tomatensalat mit Tzatsiki

Für den Salat:

2	Tomaten würfeln
1 EL	gehackte Petersilie
125 g	Schafskäse gewürfelt

mit Salz, Pfeffer, Zitrone und Mandelöl würzen

Für das Tzatziki:

300 g	griechischer Joghurt aus Kuhmilch
300 g	griechischer Quark aus Schafsmilch
2 kleine	Salatgurken
6	Knoblauchzehen
6 EL	Olivenöl (oder Mandelöl)
2 EL	Zitronensaft
1/2 TL	Pfeffer
1/2 TL	Salz

Die Knoblauchzehen pressen und in die Joghurt-Quark-Mischung geben. Anschließend die Gurke schälen, raspeln und in eine separate Schüssel geben. Das Salz auf die Gurken und einige Minuten ziehen lassen, um das Wasser herauszubekommen. Dann die Gurke ausdrücken und ebenfalls zur Joghurt-Quark-Mischung geben. Alles mit Pfeffer, Olivenöl und Zitronensaft vermengen.

Wichtig ist, dass die Gurken gut ausgedrückt werden, da es sonst zu flüssig wird.

Desserts und Frühstück

Der krönende Abschluss einer Mahlzeit oder auch als Hauptmahlzeit oder als Vorspeise.

Am besten ist es, wenn man Obst vor dem warmen Essen zu sich nimmt. Das ist besser bekömmlich.

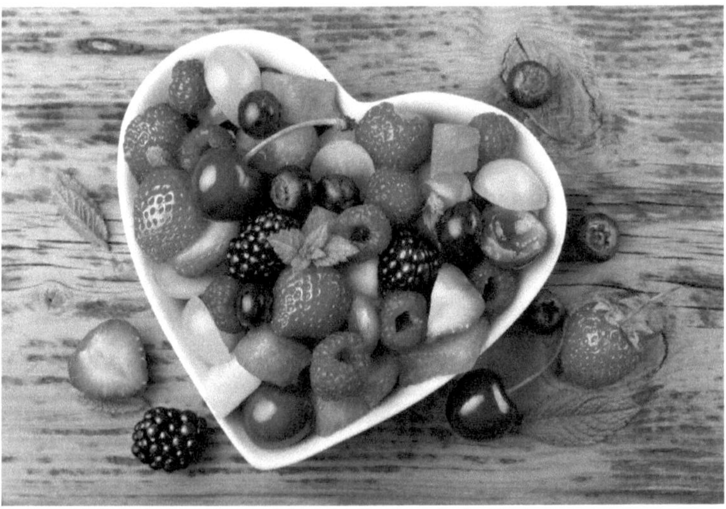

Obstsalat

2 - 3	Aprikosen
2	Plattpfirsiche
1 EL	Kokosblütenzucker
50 g	Kokoscreme
Saft einer	halben Zitrone
1 EL	Chiasamen
5 - 6	Minzblätter

Aprikosen und Plattpfirsiche in kleine Würfel schneiden

mit Kokosblütenzucker bestreuen

Kokoscreme unterrühren

mit Zitronensaft beträufeln

mit Chiasamen und ein paar Minzblättern garnieren

Keimlingsmüsli mit Vanillecreme

50 g frische Keimlinge Ihrer Wahl (Sonnenblumenkernkeimlinge, Dinkelkeimlinge, Kamutkeimlinge o. ä. 24 Stunden bis drei Tage lang gekeimt)

1 Banane

1 Orange

100 g Beeren der Saison
(Trauben, Erdbeeren, Heidelbeeren etc.)

Zutaten für die Vanillecreme:

250 ml Wasser
2 EL weißes Mandelmus
6 entsteinte Datteln
2 EL Bio-Leinöl
¼ TL Bio-Vanillepulver

Schneiden Sie die Früchte in kleine Stückchen und vermischen Sie sie mit den Keimlingen.

Geben Sie alle Creme-Zutaten in den Mixer und mixen Sie so lange, bis eine cremige Sauce entstanden ist und gießen Sie diese über das Müsli.

Fruchtsalat mit Mandeldressing

1 Handvoll Mandeln
Wasser
1 Spritzer Zitrone

Weichen Sie ein paar Mandeln über Nacht ein.

Entfernen Sie dann das braune Häutchen und pürieren Sie die Mandeln. Man kann aber auch fertiges Mandelpüree verwenden. Dabei handelt es sich um weißes Mandelmus. Man kann auch noch ein wenig Zitronensaft unterrühren.

Das Mandeldressing können Sie nun unter Ihren Fruchtsalat heben.

Kokos-Beeren-Müsli

½	Banane
1 EL	Kokosmus
20 ml	Kokosmilch
3	frische Erdbeeren (in Scheiben geschnitten)
je 50 g	frische Himbeeren und Blaubeeren
1	getrocknete Feige oder Dattel
20 g	Kokosraspel
	Kokosblütensirup

Die Banane, das Kokosmus und die Kokosmilch im Mixer fein pürieren und die cremige Kokos-Creme in eine große Schale geben.

Mit den Beeren, der Feige und den Kokosraspel bestreuen und mit etwas Kokosblütensirup verfeinern. Und dann nur noch genießen.

Erdbeer-Dessert

150 g	Erdbeeren
100 g	blaue Trauben mit Kernen
1	Zitronesaft
1 TL	Xylit
Minzblätter

Die Früchte klein schneiden und mit Zitrone und Xylit abschmecken
mit Minzblättern und Chiasamen garnieren

Erdbeer-Bananen-Salat

100 g	Erbeeren
1	Banane in Scheiben schneiden
25 g	Hanfsamen
1	Saft einer halben Zitrone

Erdbeeren halbieren,
Banane in Scheiben schneiden
zu den Erdbeeren geben und unterheben
garnieren mit Hanfsamen

Quinoa-Apfel-Blaubeer-Dessert

1 Portion	rotes Quinoa (gekocht)
125 g	Blaubeeren
1	Apfel
2 TL	Dattelsüße

1 Portion Quinoa mit den in kleine Stücke geschnittenen Apfel und die Dattelsüße vermischen.

Richten Sie es auf einem Teller an und geben Sie die Blaubeeren darüber.

Apfel-Dinkel-Pfannküchlein

3	Eier
250 g	Dinkelmehl
4	Äpfel
1 MS	Steinsalz
	Mandelmilch (nach Belieben)

Die Eier schaumig rühren

Dinkelmehl und Mandelmilch einrühren, sodass eine homogene Masse entsteht. Je nachdem, ob Sie dicke oder dünne Pfannkuchen mögen, geben Sie mehr oder weniger Mandelmilch in den Teig.

Die Äpfel grob raspeln und in den Teig geben.

Kokosöl in der Pfanne erhitzen, Teig einfüllen, Deckel drauf und bei mittlerer Temperatur die Pfannküchlein ausbacken.

Je kleiner die Pfannkuchen sind, desto besser lassen sie sich wenden.

Mango-Eis

2 reife Mangos
1/2 Dose Kokoscreme

zusammen pürieren

in Portionsschüsselchen geben und in den Gefrierschrank legen, nach circa 2 Stunden haben Sie ein leckeres basisches Eis.

Quinoa-Müsli

1 Port. gekochtes Quinoa
1 Apfel
2 EL Rosinen

2 EL Nüsse und Mandeln
1 EL Kokosnusszucker
1 Becher Mandelmilch

Apfel würfeln und alle Zutaten in eine Schüssel geben und mit Mandelmilch übergießen.

Erdbeer-Bananeneis mit frischen Erdbeeren

1 Banane
100 g gefrorene Erdbeeren
100 g frische Erdbeeren als Topping
10 Minzblätter
125 g Bio Sahne

Alles zusammen in den Mixer. Durch die gefrorenen Erdbeeren werden die anderen Zutaten ebenfalls kalt und das Ergebnis ist ein wunderbar cremiges Eis. Als Augenschmaus obendrauf die frischen Erdbeeren mit ein paar Minzblättern.

Blaubeerpfannkuchen

2	Eier
2 EL	Dinkelmehl
100 g	frische Blaubeeren
1 Prise	Salz
etwas	Mandelmilch

Eier, Mehl, Salz und Milch gut verrühren, in eine Pfanne geben und einen goldgelben Pfannkuchen ausbacken und mit Blaubeeren garnieren.

Kokos-Quinoa mit Datteln

1 Portion	gekochtes Quinoa
2	Äpfel
10	Datteln
2 EL	Kokosblütenzucker

Äpfel und Datteln würfeln.

Quinoa vom Vortag in Kokoscreme aufwärmen.

Alles zusammen vermischen und auf einem Teller schön dekorieren.

Hirse mit Kokosmilch und Früchten

45 g	gekochte Hirse
ca. 50 ml	Kokosmilch
15 g	Rosinen
1	Apfel
1	Banane
1 MS	Vanille
25 g	Mandelblättchen

In die fertige Hirse Kokosmilch und Rosinen unterheben.

Die Äpfel in kleine Würfel schneiden. Apfelwürfel unterheben.

Bananen in Scheiben schneiden und ebenfalls hinzugeben.

Mandelblättchen in einer trockenen Pfanne rösten und beim Anrichten auf die Teller streuen.

Pfannkuchen mit Hirse

125 g	Hirse
2	Eier
125 ml	Mandelmilch
1 Prise	Salz

2 EL	Honig

Hirse fein mahlen. Alle anderen Zutaten mit der Hirse mischen.

In einer Pfanne das Fett erhitzen und dünne Pfannkuchen backen.

Ganz lecker schmeckt Kokosblütensirup dazu.

Obstsalat

100 g	Himbeeren
100 g	Blaubeeren
1	Pfirsich
1	Apfel
½	Wassermelone
Saft je 1	Orange und einer Zitrone
1 Prise	Vanille
2 EL	Kokoscreme

Nehmen Sie an Obst das, was der Garten oder der Bioladen hergibt. Ihrer Phantasie sind keine Grenzen gesetzt.

Die Kokoscreme mit Zitronensaft, Orangensaft und der Vanille verrrühren.

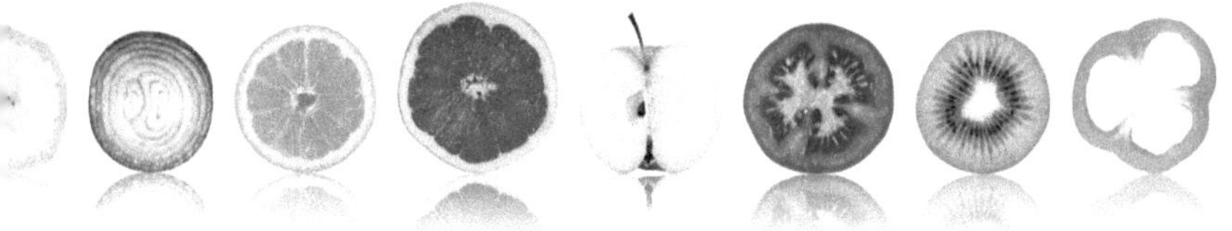

Das Obst in kleine Stücke schneiden, in Schälchen füllen und die Kokoscreme drüber gießen.

Grießkuchen

2	Eier
5 EL	Xylit (Birkenzucker)
8 EL	Dinkelgrieß
3 EL	Honig
1 Tasse	Mandel- oder Kokosmilch
1 EL	Kokosöl für die Form
	Anis
	Vanille
	Kardamom

In einer Schüssel Grieß, Eier, Gewürze, und Birkenzucker gut verrühren.

Die Masse in eine mit Kokosöl gefettete runde Kuchenspringform geben und glatt streichen. Auf mittlerer Schiene bei 170 g (Umluft) backen.

Nach 30 Minuten die erwärmte Milch über den Kuchen verteilen und ca. 5 Minuten weiterbacken.

Abschließend den Kuchen mit Honig bestreichen.

Schnelle Dips und Saucen

von scharf bis würzig

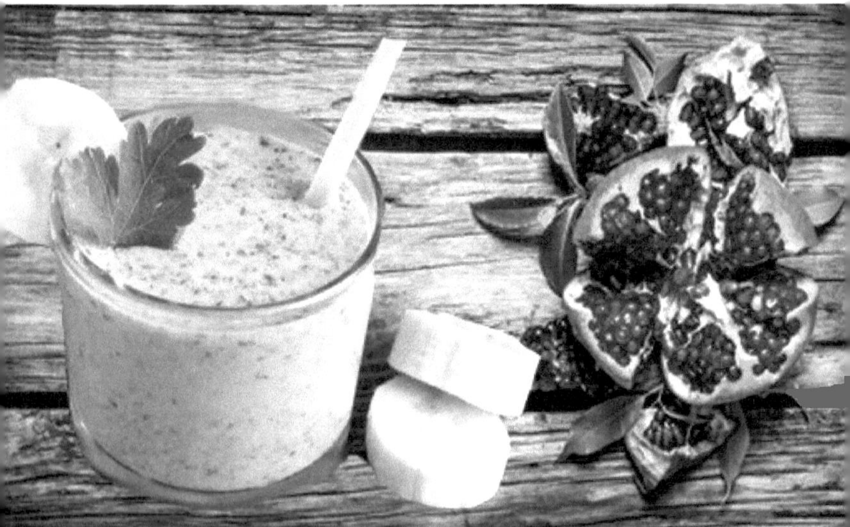

Avocadocreme mit Cherrytomaten

5	Cherrytomaten (sehr reif)
1	reife Avocado
1	Chalotte
2	Knoblauchzehen
1	Zitrone
½ Dose	Kokosmilch (den festen Teil)
	Salz
	Pfeffer
	Cayennepfeffer
1 Tl	Chiasamen
1 El	Hanfsamen

Alles zusammen in den Mixer werfen und gut pürieren. Anschließend mit Hanfsamen und Chiasamen verrühren.

Diese Creme ist relativ dünn und man kann sie gut zu Kartoffeln, Konjaknudeln, Quinoa, Amaranth und Hirse essen.

Mandel-Butter

3 EL Bio-Mandelpüree
1 TL Zitronensaft oder Bio-Apfelessig
1 Prise Meersalz

Alle Zutaten in einem Schüsselchen verrühren, bis sich eine feste Masse ergibt.

Paprika-Pesto

2	rote Paprika
1	rote Chilischote
1	kleine Zwiebel
2	Knoblauchzehen
	Kurkuma
	Salz
	Pfeffer
	Butter
	Kräuterlinge
	(im Sommer frische Kräuter)

Butter bei kleiner Flamme in einer großen Pfanne schmelzen, das Eiweiß abschöpfen, sodass nur die klare Flüssigkeit (Ghee) übrig bleibt.

Zwiebel und Knoblauch klein hacken und im

Ghee anschwitzen.

Die Chilischote von den Kernen befreien, klein schneiden und mit in die Pfanne, mit Kurkuma, Salz und Pfeffer würzen und den Deckel aufsetzen.

Circa 10 Minuten bei kleiner Hitze köcheln lassen. Wer mag, kann auch noch ein paar Pfefferkörner dazu tun.

Zu einer feinen Creme pürieren.

Pfanne vom Herd nehmen und die Kräuter oder Kräuterlinge einrühren und mit dem Pürierstab bearbeiten, sodass ein bunte Mischung entsteht (nicht komplett fein pürieren!).

Die Masse in ein Glas füllen und im Kühlschrank aufbewahren.

Avocado-Tomaten-Creme

1	Avocado
½	Zitrone (nur den Saft)
1	Tomate
1	Chalotte
2	Knoblauchzehen
100 g	Ziegenfrischkäse
1	Chilischote
	Salz, Pfeffer,

Kurkuma, Kreuzkümmel
frische Kräuter oder Kräuterlinge

Die Tomate über Kreuz einschneiden, mit heißem Wasser übergießen und enthäuten.

Avocado auslöffeln und beides in einen hohen Behälter füllen.

Chalotte und Knoblauchzehen kleinhacken, halbe Zitrone auspressen, Chilischote von den Kernen befreien, kleinschneiden und alles zusammen in den Behälter füllen.

Mit Salz, Pfeffer, Kurkuma, Kreuzkümmel und Kräutern abschmecken

Zu einer feinen Creme pürieren.

Tomatensauce

4	Tomaten
1	Zwiebeln
2	Knoblauchzehen
	Petersilie, Schnittlauch,
	Liebstöckel und Minze
	Salz, Pfeffer, Kurkuma und Chili
2 TL	Kokoscreme
1 TL	Konjakpulver

Tomaten von der Haut befreien

(Tomaten am Stielansatz einschneiden und mit kochendem Wasser übergießen, dann lässt sich die Haut ganz leicht abziehen)

Zwiebeln schälen und kleinschneiden

Knoblauchzehen hacken

Petersilie, Schnittlauch, Liebstöckel und Minze kleinschneiden

mit Salz, Pfeffer, Kurkuma und Chili würzen

2 TL Kokoscreme

1 TL Konjakpulver

Alles zusammen in ein hohes Gefäß geben und mit dem Pürierstab zu einer feinen Creme mixen.

Tzatsiki mit Schnittlauch

300 g	griechischer Quark aus Kuhmilch
300 g	griechischer Joghurt aus Schafsmilch
2 kleine	Salatgurken
6	Knoblauchzehen
6 EL	Oliven-Öl (oder Mandel-Öl)
2 EL	Zitronensaft
	1/2 TL Pfeffer
1/2 TL	Salz

Die Knoblauchzehen pressen und in die

Joghurt-Quark-Mischung geben. Anschließend die Gurke schälen und raspeln und in eine separate Schüssel geben. Das Salz auf die Gurken und einige Minuten ziehen lassen, um das Wasser herauszubekommen. Dann die Gurke ausdrücken und ebenfalls zur Joghurt-Quark-Mischung geben. Alles mit Pfeffer, Oliven-Öl und Zitronensaft vermengen. Wichtig ist, dass die Gurken ausgedrückt werden, da es sonst zu flüssig wird.

Den Schnittlauch in kleine Ringe schneiden

Avocadocreme

1	Avocado
1	Zitrone
2	Knoblauchzehen
1	Zwiebel

Die Avocado aushöhlen
Zitrone schälen und kleinschneiden
Die Knoblauchzehen hacken
Die Zwiebel in Scheiben schneiden
und alles zusammen in ein Gefäß geben
mit Salz, Pfeffer, Kurkuma und Chili würzen
mit dem Pürierstab zu einer feinen Creme nixen

Fruchtiger Minzjoghurt

250 g griechischer Bio-Joghurt
1 Orange
1 Zitrone
6 Zweige Minze
1 Prise Salz
1 EL Honig
½TL frisch gemahlene grüner Pfeffer (Malabar)

Minzeblätter klein hacken

von der Zitrone und der Orange Schale abreiben und den Saft auspressen, dann alle Zutaten miteinander vermengen und gut durchrühren.

Ganz fein bei sehr heißem Wetter!

Erdnuss-Kokos-Dip

1 Knoblauchzehe
1 Stück Ingwer frisch
3 EL Erdnussmus
1 EL Wildblütenhonig
50 ml Kokosmilch
Liebstöckl, Salz, Pfeffer

Knoblauch und Ingwer putzen und grob hacken. Knoblauch, Ingwer, Erdnussmus, Wildblütenhonig und die Kokosmilch mischen. Hierzu am besten einen Mixer verwenden und so lange mischen, bis eine glatte Paste entsteht. 30 min. abgedeckt bei Zimmertemperatur durchziehen lassen.

Kokos- Bananen- Dip

1 Bananen
100 ml Kokosmilch
2 Eßl Kokosflocken
¼ TL Chili
1 Teel Curry

Bananen in Stücke schneiden und mit der Kokosmilch pürieren. Nun Flocken, Chili und Curry untermengen.

Kokos - Chili - Soße

4 EL	Kokosöl
80 ml	Kokosmilch ungesüßt
1	Chilischote
1	rote Zwiebel
1	Knoblauchzehe
2 EL	Zitronen-oder Limettensaft
	Salz, Pfeffer und Kurkuma

Chilischote klein schneiden, Zwiebel und Knoblauch würfeln.

Das Öl in eine Pfanne geben und erhitzen, Chili, Zwiebeln und Knoblauch weich dünsten. Dann die Kokosmilch dazu geben und erwärmen. Noch mit etwas Zitronen-oder Limettensaft und den Gewürzen abschmecken.

Kokos - Curry - Dip

100 g	Kokosmilch
300 g	Schmand
2 EL	Currypulver
½ TL	Salz

Die Zutaten mittels Pürierstab gut vermischen.

Getränke

gesund und basisch

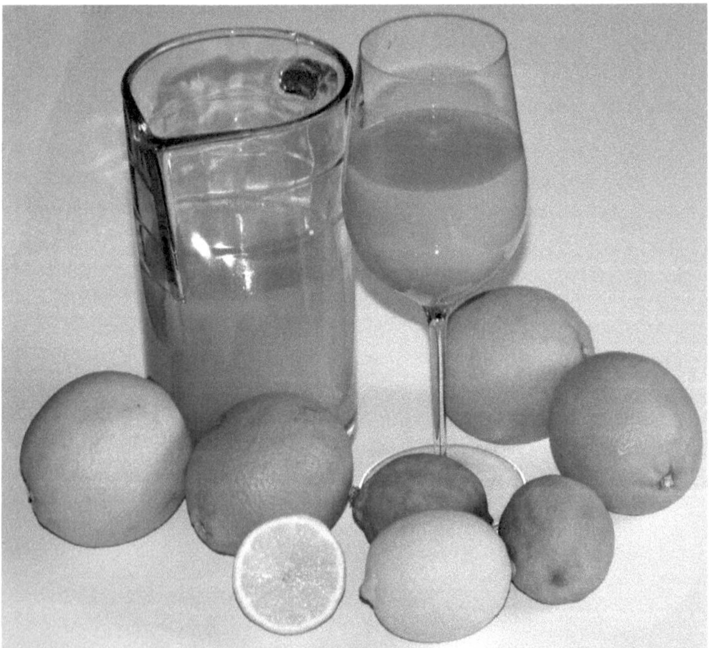

Bio-Kakao

½ l	Mandelmilch
1 TL	Kakaopulver
2 - 3 TL	Kokosblütenzucker

Mandelmilch aufwärmen
Kakaopulver einrühren und mit Kokosblütenzucker süßen

Früchte-Kokos-Shake mit geschälter Hanfsaat oder Chiasaat

2 EL geschälte rohe Hanfsaat oder Chiasaat (beide liefern hochwertige Omega-3-Fettsäuren)
3 EL Kokosmus
Saft von 1 Orange
2 EL frisch gepresster Zitronensaft
1 Banane
2 EL Goji-Beeren (mind. 1 bis 2 Stunden eingeweicht)

Alles zusammen im Mixer mixen und langsam trinken.

Mandelmilch

Mandelmilch kann mit einem Löffel Macapulver noch belebender wirken. Maca ist auch als Ginseng der Inkas bekannt und ein natürliches Stärkungsmittel aus der Knolle der Macapflanze. Maca aktiviert nicht nur das Immunsystem, sondern soll außerdem sowohl den Energiepegel als auch die Potenz steigern. Maca ist folglich eine hervorragende Möglichkeit, die Powerwirkung der Mandel noch zu intensivieren. Sie können die Mandelmilch auch selbst herstellen. Nehmen Sie drei Esslöffel Bio-Mandelpüree, einen halben Liter Wasser und 5 - 12 entsteinte Datteln. Alles in den Mixer und zu einer feinen Milch verarbeiten

Mandel-Sahne

Zwar ist die Herstellung von Schlagsahne mit Mandeln bislang noch nicht möglich, doch kann hochwertiges Bio-Mandelpüree aus geschälten Mandeln pur genau wie Sahne für die Verfeinerung von Soßen und Suppen verwendet werden - mit dem klitzekleinen Unterschied, dass Mandelpüree ausschließlich positive Auswirkungen hat, während Sahne nicht mehr unbedingt zu den heutzutage noch empfehlenswerten Lebensmitteln gehört.

Mandel-»Likör«

0,5 Liter Mandelmilch
2 gefrorene reife Bio-Bananen
1/2 Teelöffel Bio-Vanille-Pulver
1 Prise Zimt
1 Prise Kristallsalz

Mixen Sie alle Zutaten im Mixer bis eine feine, cremige Konsistenz erreicht ist.

Kokos-Ananas-Drink

½ l Kokoswasser
½ l Ananassaft

Beides mischen und kalt stellen.
Ein köstliches Sommergetränk

Möhren-Orangensaft

10 Möhren entsaften
2 Orangen auspressen

Beides mischen und direkt trinken

Gemüsesaft

½ Stange	Sellerie
2	Lauchstangen
2	Orangen
1	Paprika
3 Zweige	Petersilie

Alle Zutaten in den Entsafter

Gemüse-Obstsaft

1	Mango
1	Ananas
1	rote Beete
1	Apfel

1 Zitrone
1 Möhre
Alle Zutaten in den Entsafter

Zitronenwasser

1l Wasser
2 Zitronen

Wasser mit dem Saft der Zitronen mischen.

Köstlich, gesund und erfrischend.

Ingwerwasser

1 cm Ingwer
1 l kochendem Wasser

Ingwer klein hacken und mit kochendem Wasser übergießen.
Kalt und heiß zu genießen

Minzwasser

1 l	Wasser
10 Zweige	Minze

Füllen Sie Wasser in eine Flasche und geben Sie eine Handvoll Minzblätter dazu. Das gibt dem Wasser einen feinen Minzgeschmack.

Wer es intensiver mag, das Wasser kochen und über die Minze gießen. 10 Minuten ziehen lassen und einen Liter kaltes Wasser hinzugießen.

In den Kühlschrank stellen und mit Eiswürfeln servieren.

Colawasser

Füllen Sie 1 l Wasser in ein Gefäß und geben Sie zwei Zweige des Colakrautes hinzu.

Schmeckt und riecht ein wenig wie Cola

Botanisch ist das Cola Kraut besser bekannt als Artemisia abrotanum var. Maritima.

In der Volksmedizin kennt man es als Eberraute oder Jungfernkleid. In der freien Natur ist es in einigen europäischen Ländern wie der Ukraine, Russland oder der Türkei beheimatet.

Allein wenn man an der Pflanze riecht, erkennt man den unverwechselbaren Geruch von Cola.

Kräutertee

Es eignen sich alle getrockneten und frischen Heilkräuter, wie Hanf, Fenchel, Brennnessel, Kamille, Tymian, Salbei, Himbeerblätter, Minze und viele mehr. Eine Handvoll Kräuter in eine Kanne geben und mit heißem Wasser übergießen. 5- 10 Minuten ziehen lassen, je nachdem, wie kräftig der Tee sein soll.

Wasser aus Pflanzen

Kokoswasser
Birkenwasser
Ahornwasser

Birken- und Ahornwasser können Sie sich im Frühjahr selbst herstellen, wenn Sie den einen oder anderen Baum im Garten stehen haben.

Es wird ein winziges Loch direkt in den Baumstamm gebohrt. Von dem aus wird schließlich ein dünnes Rohr gelegt, das den trüben Saft in ein Auffanggefäß leitet. Die Baumtankstelle hat allerdings nur etwa vier Wochen im Jahr geöffnet. Nur in den ersten Frühlingswochen fließt das Ahorn- oder Birkenwasser durch den Baum. Denn nur in diesem kurzen Zeitraum zieht der Baum die Nährstoffe, die er im Winter aus dem Boden gesaugt hat, nach oben bis in die Äste.

Starke Knochen und Zähne

Ahorn- und Birkenwasser enthält viele Mineralien wie zum Beispiel Zink, das Haut und Haar zum Strahlen bringt, und Calcium für Knochen und Zähne. Außerdem ist das Getränk ein super Mangan-Lieferant. Mangan wirkt sich positiv auf die Funktionen der Schilddrüse aus und hilft, den Blutzucker im Gleichgewicht zu halten.

Die Liste der enthaltenen Nährstoffe ist lang (Vitamin C, Kalium, Kalzium, Phosphor, Magnesium, Zink, Eisen, Natrium,…) und erklärt den Hype rund um das Wässerchen aus dem Wald. Es soll nicht nur Cellulite, Schuppen und Haarausfall verhindern, sondern auch entzündungshemmend im Harnkanal wirken und darum zum Beispiel vor Blasenentzündungen schützen. Durch den natürlichen Gehalt an Xylit schmeckt z. B. der Birkensaft leicht süßlich.

Machen wir uns nichts vor – einen Zaubertrank nach dem Vorbild aus Asterix und Obelix gibt es (noch) nicht. Und auch an aussagekräftigen Studien zur Wirkung von Ahorn- und Birkenwasser mangelt es bis dato noch. Dass die Trendgetränke Vitamine und Nährstoffe enthalten, ist nicht zu bestreiten. Ob der menschliche Körper allerdings tatsächlich so stark davon profitiert wie es von diversen Seiten versprochen wird, steht zumindest wissenschaftlich noch nicht fest. Wer sich an einen Versuch wagt und eines der

Getränke im Supermarkt entdeckt, sollte einen Blick auf die Zutatenliste des Getränks werfen. Um frische Säfte länger haltbar zu machen, werden sie gerne mit Zucker und Zitronensäure angereichert. Damit sie allerdings ihre ganze Wirkung entfalten können, ist die reine Form immer noch am besten. Darum: Ab in den Wald! Oder Wasser trinken. Denn das ist immer noch der gesündeste Durstlöscher.

Kaktuswasser

Von der Wüste in den Supermarkt:

In der mexikanischen Wüste wird Kaktuswasser schon seit Jahrhunderten getrunken. Warum? Kakteen sind hervorragende Wasserspeicher. Im Inneren der Pflanzen sammeln sich außerdem viele Mineralien und Vitamine, die dank der dicken Kaktushaut vor Hitze- und anderen Umwelteinflüssen geschützt sind. Jetzt wurde der verlässliche Durstlöscher von damals zum neuen In-Getränk der trendaffinen Amerikaner. Allen voran erobert das sogenannte «Cali Water» den (Super-)Markt. Dahinter verbirgt sich ein Kaktus-Drink, der aus den Früchten von

Feigenkakteen gewonnen wird. Hierzulande haben wir Kaktuswasser noch nicht im Handel entdeckt. Allerdings ist es wie bei jedem Food-Trend aus den Staaten nur eine Frage der Zeit, bis das Kaktuswasser auch zu uns rüberschwappt.

Sehkraft und schöne Haut

Kaktuswasser soll nicht nur lecker schmecken - süßlich bis zitronig - sondern auch das Immunsystem pushen. Immerhin erhält der Saft neben Vitamin C wertvolle Mineralstoffe wie Magnesium, Eisen, Kalzium und Omega-3-Fettsäuren. Das enthaltene Vitamin A ist wichtig für die Sehkraft und unterstützt die Regeneration der Haut. Schlafmützen aufgepasst: Kaktuswasser enthält außerdem natürliches Taurin, das für Energy-Drinks synthetisch hergestellt wird und für den Wach-Effekt sorgt.[3]

3 Glamour.de

Brote

Selbstgebacken und lecker

Sie sind nicht basisch, stellen aber eine gute Alternative zu gekauftem Brot

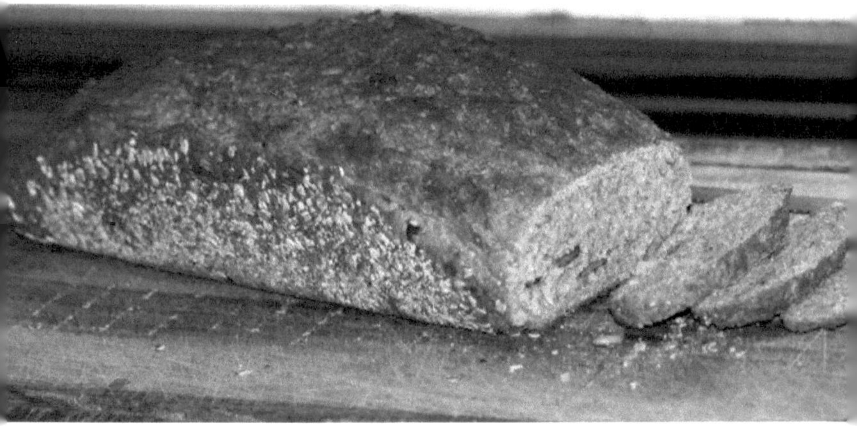

Tipp! Stellen Sie eine mit Wasser gefüllte hitzebeständige Schüssel mit dem Brot zusammen in den Backofen, dadurch wird die Kruste knuspriger. Auch können Sie den Teig vor dem Backen mit warmem Wasser bestreichen.

Wenn der Blick in den Ofen sagt, dass das Brot fertig ist, empfehle ich Ihnen: Machen Sie den Nadeltest! Stechen Sie eine Stricknadel in den Brotlaib. Wenn die Nadel sauber bleibt, ist das Brot fertig. Klebt aber noch Teig an der Nadel, dann lassen Sie das Brot noch weitere 10 Minuten im Ofen.

Es versteht sich, dass alle Zutaten in Bio-Qualität verwendet werden.

Das fertige Brot portionieren und einfrieren.

Für alle Brote gilt:

Die Hefe im Wasser auflösen.

Alle Zutaten in eine Rührschüssel geben und zu einem geschmeidigen Teig kneten und in zugedeckter Schüssel bei Zimmertemperatur circa 30 Minuten gehen lassen.

Aus dem Teig ein Brot formen oder in eine Backform geben und aufs Backblech legen.

Noch einmal eine halbe Stunde gehen lassen.

Das Brot vor dem Backen mit einem Messer leicht einschneiden und im vorgeheizten Ofen bei 180° C während 40 - 50 Minuten ausbacken.

Dinkel-Apfelbrot

350 g	Dinkelmehl
350 g	Dinkelvollkornmehl
50 g	Grünkernmehl
50 g	Gerstenmalzmehl
100 g	Mandelmehl
2	gekochte Kartoffeln
2	mittelgroße Äpfel reiben
10	Datteln klein schneiden
100 g	Rosinen
100 g	gehackte Mandeln
50 g	Kokosblütenzucker
50 g	Chiasamen
⅛ TL	Steinsalz
2	geriebene Möhren
35 g	Hefe
620 ml	lauwarmes Wasser

Quinoabrot

1 P. frische Hefe
350 g Buchweizenmehl
150 g Sojamehl
200 g Quinoa (gekocht)
35 g Hefe
1 TL Himalaya-Salz
375 ml warmes Wasser

Möhrenstuten

1 Würfel Hefe
600 g Dinkelmehl
1 TL Salz
1 TL Zucker
1 Bio-Ei
2 Karotten
350 ml Mandelmilch

Dinkel-Hirse-Karottenbrot

500 g	Vollkorn-Dinkelmehl
15 EL	Hirse (gekocht)
2	Karotten, mittelgroß
	Kerne, Samen, Nüsse nach Belieben
2 EL	Dinkelflocken
100 g	Kokosmehl
100 g	fein gemahlene Mandeln
1 TL	Steinsalz
1 P.	Hefe
1 TL	Zucker
1 Tasse	Mandelmilch
340 ml	warmes Wasser

Dinkel-Hanfbrot

350 g	Dinkelvollkornmehl
350 g	Dinkelmehl
100 g	Hanfmehl
100 g	Hanfsamen
3	Pellkartoffeln
20 g	Chiasamen
50 g	Grünkernmehl
50 g	Gerstenmalzmehl
⅛ TL	Himalaya-Salz

2 geriebene Möhren
35 g Hefe
630 ml lauwarmes Wasser

Saatenbrot

350 g Dinkelvollkornmehl
350 g Dinkelmehl
100 g Chiasamen
100 g Hanfsamen
50 g Nachtkerzensamen
50 g Sesam
2 El Weizengras
250 g gehackte Mandeln
3 EL Quinoapops
50 g Grünkernmehl
50 g Gerstenmalzmehl
Dinkelvollkornsauerteig
⅛ TL Himalaya-Salz
35 g Hefe
630 ml lauwarmes Wasser

Dinkel-Hirse-Champignonbrot

6 Champignons
2 kleine Schalotten
4 Knoblauchzehen
Salz, Pfeffer, Kurkuma, Chili

Schalotten und Knoblauchzehen hacken und in Kokosöl anbraten, die Champignons klein schneiden und mit in die Pfanne geben, mit Salz, Pfeffer, Chili und Kurkuma abschmecken. Es darf ruhig kräftig gewürzt sein. Wahlweise kann man auch eine ganze Chilischote kleinhacken und mit dazugeben.

Die Mischung abkühlen lassen und mit in den Teig geben.

300 g Dinkelvollkornmehl
300 g Dinkelmehl
300 g gekochte Hirse
4 Möhren
4 gekochte Kartoffeln
50 g Gerstenmalzmehl
150 g Sonnenblumenkerne
4 TL Himalaya-Salz
35 g Hefe
630 ml lauwarmes Wasser

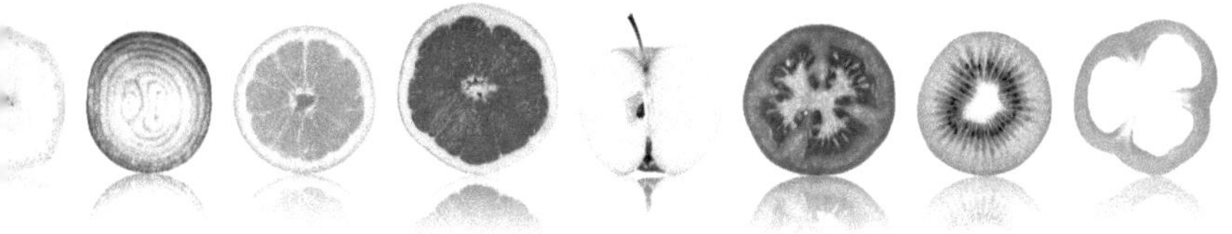

Hirsebrot

300 g Dinkelvollkornmehl
300 g Dinkelmehl
300 g gekochte Hirse
50 g Chiasamen
50 g Gerstenmalzmehl
150 g gehackte Mandeln
100 g Hanfsamen, geschält
⅛ TL Himalaya-Salz
35 g Hefe
630 ml lauwarmes Wasser

Dinkel-Hirse-Mandel-Brot

400 g Vollkorn-Dinkel-Mehl
400 g Dinkel-Mehl
200 g gckochte Hirse
20 g Chiasamen
50 g Gerstenmalzmehl
100 g gehackte Mandeln
⅛ TL Himalaya-Salz
3 geriebene Möhren
35 g Hefe
630 ml lauwarmes Wasser

Sonntagsstuten

500 g	Dinkelmehl
1 Würfel	frische Hefe
0,25 l	Rohmilch oder Mandelmilch
120 g	Butter
100 g	Birkenzucker
1 TL	Salz
	Bio Zitronenschale (nach Belieben)
3	Eier
125 g	Rosinen

Sonnenblumen-Mandel-Brot

200 Gramm Sonnenblumenkerne (mind. 24 Stunden eingeweicht)

100 Gramm Mandeln gemahlen

2 reife Tomaten

1 rote Paprika

½ Zwiebel

¼ Knoblauchzehe (kann auch weg gelassen werden)

1 bis 2 EL Majoran getrocknet (gerebelt oder Pulver)

Brennnesselsamen-Gewürzmischung

Mixen Sie die Tomaten, die Paprika, die Zwiebel und den Knoblauch im Mixer flüssig, geben Sie jetzt die Sonnenblumenkeimlinge dazu und mixen Sie nur kurz, bis die Keimlinge grob zerkleinert sind. Schütten Sie die Sonnenblumenkern-Gemüse-Mischung in eine Schüssel und geben Sie die Mandeln hinzu. Schmecken Sie mit Majoran und der Brennnesselsamen-Gewürzmischung oder Gewürzen Ihrer Wahl ab (zum Beispiel Paprikapulver, frische gerebelte Kräuter, Pfeffer etc.).

Die Masse sollte von formbarer Konsistenz sein. Ist sie zu flüssig, geben Sie mehr Mandeln hinzu. Formen Sie jetzt aus dem Teig runde Fladen von höchstens 8 bis 10 cm Durchmesser und etwa ½ - 1 cm Dicke. Setzen Sie die Fladen in Ihr Dörrgerät. Bereits nach 20 Stunden können die Fladen gegessen werden. Sie sind dann noch etwas feucht und erinnern eher an herzhafte «Bratlinge» als an ein Brot.

Nach weiteren 8 bis 10 Stunden sind daraus knäckebrotartige Cracker geworden, die man jetzt sehr gut mit einem Dip, mit basischen Brotaufstrichen, Mandelbutter oder Nusskäse essen kann.

Eine Herausforderung!

Verschiedene Brotaufstriche - basisch und selbstgemacht

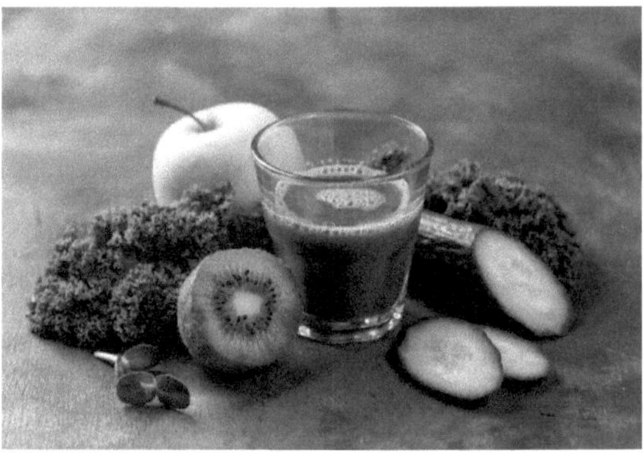

Bohnenpaste

2 Gläser Mungobohnen
2 Zwiebeln, gehackt
1 Knoblauchzehe, gehackt
1 EL Kokosöl
1 TL Gemüsebrühe (ohne Hefe)
1/2 TL Kräutersalz
1 Prise Pfeffer
1 Prise Salz
1 Prise Chili
1 Prise Kurkuma

Zwiebeln und Knoblauch in heißem Kokosöl einige Minuten goldgelb dünsten. Bohnen abgießen und zum Mixen in ein hohes Gefäß füllen.

Zwiebeln und alle weiteren Zutaten dazu füllen.

Milde Gemüse-Sülze

750 ml Gemüsebrühe (ohne Hefe)
200 g Erbsen
200 g Kohlrabi, gewürfelt
200 g Möhren, in Scheiben

200 g Zwiebeln, in Ringen
1 EL Zitronensaft
1 EL Kräuter, gehackt
1 1/2 TL Agar Agar
1 Prise Kristallsalz
1 Prise Kurkuma
1 Prise schwarzen Pfeffer

Kohlrabi, Möhren und Zwiebeln einzeln knackig dünsten.

Gemüsebrühe mit Gewürzen, Himalayasalz, Agar Agar und Kräutern aufkochen und 2 Minuten kochen lassen. Zitronensaft unterrühren.

Dekorative Formen mit dem Gemüse füllen. Mit Brühe auffüllen.

Gemüse-Sülze erkalten lassen und dann stürzen.

Bitte kühl aufbewahren.

Pikante Gemüse-Sülze

500 ml Gemüsebrühe (ohne Hefe)
2 Möhren, in Stifte geschnitten
2 Frühlingszwiebeln, in Scheiben
1 Knoblauchzehe, gehackt

1/2 rote Paprika, gewürfelt
1/2 gelbe Paprika, gewürfelt
1 EL frische Kräuter, gehackt
1 TL Agar Agar
1 Prise Majoran
1 Prise Schabzigerklee
1 Prise Kräutersalz
2 Prisen schwarzen Pfeffer
2 Prisen Chili
ein Paar Erbsen
ein Paar Maiskörner

Alle Gemüse (außer Erbsen) in heißer Brühe bissfest garen. Agar Agar unterrühren und 2 Minuten sprudelnd kochen. Kräuter, Erbsen und Gewürze zufügen. Formen oder Suppenteller dekorativ mit den Gemüsen füllen. Mit Brühe auffüllen. Sülze erkalten lassen.

Grünkernpaste

750 ml Wasser
200 g Grünkern, fein gemahlen
2 kleine Möhren, in dünnen Stiften
1 Zwiebel
2 EL Weizenkeimöl

2 TL Majoran
1 TL Gemüsebrühe (ohne Hefe)
1 TL Basilikum
1/2 TL Kräutersalz
1 Prise Pfeffer
1 Prise Lorbeerpulver
1 TL Kurkuma
1 TL Kokosöl

Grünkern mit Wasser, Gemüsebrühpulver, Zwiebeln und Möhren unter Rühren aufkochen. Platte ausschalten und 5 Minuten weiterrühren. Grünkernmasse auf der ausgeschalteten Herdplatte bis zum Erreichen von Handwärme ausquellen lassen.

Die Zubereitung in einen Mixer füllen und mit den restlichen Zutaten zu einer glatten Paste pürieren. Weizenkeim- und Kokosöl hinzufügen. Den Brotaufstrich in ein schließendes Glas füllen und im Kühlschrank aufbewahren.

Kräuterbutter

125 g Butter
1 Bund gemischte Kräuter, gehackt
1 Zwiebel, sehr fein gehackt

1 Knoblauchzehe, gehackt
1/2 TL Kräutersalz
1 EL Zitronensaft
1 Prise schwarzer Pfeffer

Die Butter in einer Schüssel mit einem Schneebesen cremig rühren. Alle anderen Zutaten gründlich unterrühren. Die Kräuterbutter in ein dekoratives Gefäß füllen und im Kühlschrank aufbewahren.

Kräutercreme aus Avocado

1 reife Avocado
1 Prise Acerolapulver
2 EL Kokosmilch
2 EL frische gehackte Kräuter
z.B. gehackter Schnittlauch, Zitronenmelisse, Petersilie, Kerbel
Saft einer halben Zitrone
1 Prise Cayennepfeffer

Avocado halbieren, Schale und Kern entfernen und das Fruchtfleisch pürieren. Sofort mit Acerolapulver und Zitrornensaft bestreuen. Kokosmilch und Kräuter unter die Avocadomasse rühren und alles mit Cayennepfeffer abschmecken.

Avocadocreme mit Banane

1 Banane
2 Avocados
1 kl. Zwiebel
3 Knoblauchzehen
Chilipulver
Kurkuma
Salz
Pfeffer
Saft einer Zitrone
ein paar Sprossen zum Bestreuen

Alle Zutaten in ein hohes Gefäß geben.

Mit dem Pürierstab zu einem feinen Mus verarbeiten.

Lecker als Brotaufstrich, zum Dippen oder auch einfach so löffeln.

Zitronenbutter

250 g Bio-Butter
1 Bund Zitronenmelisse, frisch gehackt
1 Zwiebel, sehr fein gehackt
1 abgeriebene Zitronenschale
Saft von 1 Zitrone
1 Prise weißer Pfeffer
1 Prise Himalayasalz

Die Butter in einer Schüssel cremig rühren. Alle anderen Zutaten gründlich unterrühren. Die Zitronenbutter in dekorative Gläser füllen und im Kühlschrank aufbewahren.

Gehört damit zu den guten Säurebildnern :-)

Kartoffelaufstrich

400 g Kartoffeln
100 g Zwiebeln
100 g Kokosmilch
50 g Ghee
1 Knoblauchzehe
2 EL Schnittlauch, geschnitten
1 EL Petersilie, gehackt
1/2 EL Basilikum

1 Prise Majoran
1 Prise Pfeffer
1 Prise Muskat
1 Prise Himalayasalz

Kartoffeln in der Schale kochen, noch heiß schälen und fein reiben. Zwiebeln und Knoblauchzehe fein schneiden und im Ghee glasig dünsten. Abgekühlte Zwiebeln, Kokosmilch und Kräuter zur Kartoffelmasse hinzugeben. Mit Majoran, Pfeffer, Salz und Muskat abschmecken und auskühlen lassen.

Mango-Chutney

1 Gemüsezwiebel
2 EL Hanföl
1 Mango
1 TL Chilipulver
1 TL Kurkuma
150 Gramm Birkenzucker
1 ½ TL Senfsaat
4 EL Zitrone
1 Zentimeter Ingwerwurzel

Zwiebel abziehen, würfeln und in 1 El Öl andünsten. Mango schälen und das Fruchtfleisch in Würfeln vom Stein schneiden.

Mangowürfel und 150 ml Wasser zu den Zwiebeln geben und unter Rühren aufkochen. Chili und Kurkuma unterrühren und alles 10-15 Minuten kochen, bis das Fruchtfleisch zerfällt.

Birkenzucker (Xylit) dazugeben und so lange rühren, bis er sich aufgelöst hat.

Senfsaat im restlichen heißen Öl kurz anrösten, bis er knackt, in der Pfanne springt und anschließend mit dem Chutney verrühren. Mit Essig und geschältem, fein gehacktem Ingwer abschmecken.

Curry-Kokos-Creme

100 g natives Bio-Kokosöl
2 TL Mango-Chutney
2 TL Bio-Currypulver
20 g Korinthen (nicht geschwefelt!)
Salz
Pfeffer

Das warme Kokosöl mit Mango-Chutney und Curry verrühren. Mit Salz und Pfeffer abschmecken. Die gewaschenen und getrockneten Korinthen unterziehen.

Hefebutter

1 Schalotte
150 g Ghee
100 g natives Bio-Kokosöl
40 g Würzhefeflocken
1 Bund Dill
2 Blätter Liebstöckl

Die Schalotte häuten, sehr fein würfeln. Die Blätter des Liebstöckl im Mörser fein zerreiben, beides gut vermengen und über Nacht, mindestens aber eine Stunde, ziehen lassen.

Ghee, Kokosöl und Würzhefeflocken mit dem Handmixer aufschlagen. Die marinierte Schalotte hinzufügen, ebenso den Dill, und alles gut verrühren.

Holsteiner Schmalz
200 g enthäutete Zwiebeln
200 g Apfel
100 g natives Bio-Kokosöl
1½ TL Bio-Kräuter-Meersalz
schwarzer Pfeffer
2 EL frische Majoran-Blättchen

Die Zwieben fein würfeln, die Äpfel vom Kerngehäuse befreien und in Stücke schneiden.

40 g von dem Kokosöl in einem Topf schmelzen. Zwiebelwürfel und Apfelstücke circa 5 Minuten darin dünsten. Topfdeckel auflegen und die Zwiebel-Apfelmischung bei kleiner Hitze solange garen, bis die Zwiebeln glasig, die Apfelstücke musig zerfallen sind. Die Mischung etwas abkühlen lassen, dann das restliche Kokosöl einrühren und darin schmelzen lassen. Mit Salz und Pfeffer abschmecken und die grob zerschnittenen Majoranblätter unterziehen.

Karotten-Kokos-Creme

125 g Möhren
50 g Mandeln
10 frische Ingwerwurzel
100 g natives Bio-Kokosöl
Salz
Curry
Cayenne-Pfeffer

Die Möhren schälen und sehr fein raspeln. Die Mandeln malen, den Ingwer schälen und klein hacken. Das zimmerwarme Kokosöl und die übrigen Zutaten mit dem Handmixer aufschlagen und pikant abschmecken

Sesam-Kokos-Creme

150 g natives Bio-Kokosöl
30 g Gomasio

Zutaten für die Herstellung von Gomasio:
10 EL Sesamsamen
1 EL Himalaya-Salz

Für diesen schmackhaften Brotaufstrich sollte man den Gomasio frisch zubereiten. Dazu werden Sesamsamen und Salz im Verhältnis 10:1 in eine Pfanne gegeben und bei nicht zu starker Hitze unter ständigem Rühren trocken geröstet. Wenn der Sesamsamen leicht gebräunt ist und zu hüpfen beginnt, diesen auf einen Teller schütten und etwas abkühlen lassen. Im Mixer zu einem feinen Pulver vermahlen.

30 g davon mit dem warmen Kokosöl zu einer homogenen Masse verrühren. Dazu bitte keinen Mixer verwenden, denn dann geht Aroma verloren.

Den restlichen Gomasio zum Würzen von Speisen verwenden.

Feigencreme

150 g getrocknete Feigen
75 g natives Bio-Kokosöl
1½ TL Ingwer
1 TL Zimt
1 Prise Koriander

Die Feigen unter fließendem Wasser abspülen, in eine kleine Schale geben, mit Wasser bedecken und circa fünf bis sechs Stunden ziehen lassen, danach abtropfen lassen. In der Zwischenzeit schälen Sie den Ingwer und hacken ihn anschließend klein.

Die abgetropften Feigen zusätzlich trocken tupfen, grob zerschneiden und in eine Rührschüssel geben.

Feigen, Kokosöl, Ingwer, Zimt und Koriander mit dem Pürierstab pürieren, bis eine homogene Masse entstanden ist.

Auberginencreme

1 m.-große Aubergine(n)
1 m.-große Zwiebel(n), grob gehackt
2 EL Petersilie, grob gehackt
Salz und Pfeffer

1/2 Becher Bio-Sahne
1/8 Liter Olivenöl, kretisches, extra vergine, evtl. weniger
Saft 1/2 Zitronensaft
1 Zehe Knoblauch, kleingehackt
Prise Chilipulver

Die Aubergine von Stiel- und Blütenansatz befreien und mehrmals einstechen. In einer geeigneten Schale im Backofen auf ca. 180 ° 16 - 18 min. garen.

Dann das Fruchtfleisch mit dem Löffel aus der Schale lösen und alles zusammen, außer dem Öl, mit dem Mixstab pürieren. Dann das Öl tropfenweise zugeben, bis die Creme nichts mehr aufnimmt. Nach Belieben mit Zitronensaft, Knoblauchpulver oder Chili abschmecken und mindestens 1 Stunde im Kühlschrank ziehen lassen.

Schmeckt als Dip zu Brot, zu gegrilltem oder geschmortem Gemüse.

Rucola-Walnuss-Pesto

100 g Rucola
30 g Walnüsse

1 Zehe Knoblauch
6 - 7 EL Distel- oder Rapsöl
50 g Sbrinz, frisch gerieben Salz, Pfeffer

Rucola verlesen und dicke Stiele abknipsen. Waschen, sehr gut trocknen und grob zerkleinern.

Baumnüsse in einer Pfanne ohne Ölzugabe trocken anrösten, bis sie zu duften beginnen. Heraus nehmen, abkühlen lassen und grob hacken. Die Knoblauchzehe fein hacken.

Die Baumnüsse und Knoblauch mit 2 - 3 EL Öl in einen Mixbecher geben und mit dem Stabmixer pürieren. Nach und nach Rucola und restliches Öl dazu geben und mitpürieren. Ganz zum Schluss den Sbrinz dazu geben und mit Salz und Pfeffer würzen.

Zum Aufbewahren in ein gut verschließbares Schraubglas mit Deckel füllen und mit wenig Öl bedecken.

Zum Servieren pro Portion 1 - 2 EL Pesto direkt im Teller mit etwas Nudelkochwasser glatt rühren, die Nudeln darüber schöpfen und mit dem Pesto mischen.

Basische Lebensmittel

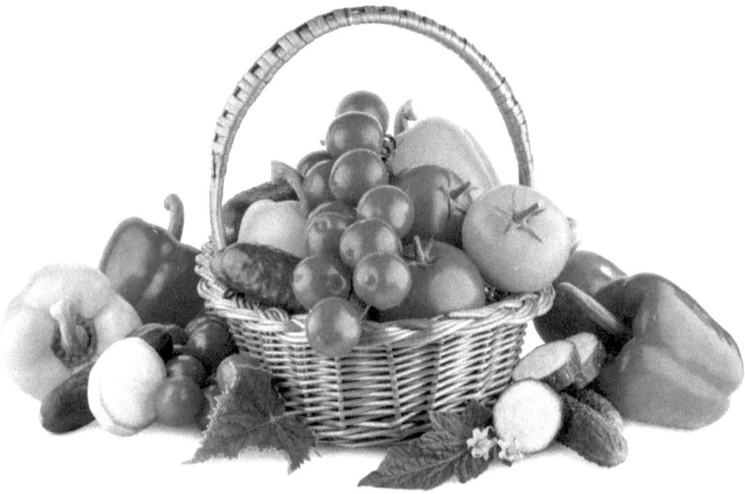

Obst

- Ananas
- Apfel
- Aprikose
- Avocado
- Banane
- Birne
- Clementine
- frische Dattel
- Erdbeere
- Feige
- Gojibeere
- Grapefruit
- Heidelbeere
- Himbeere
- Honigmelone
- Johannisbeere (rot, weiß, schwarz)
- Kirsche (sauer, süß)
- Kiwi
- Limette
- Mandarine
- Mango
- Mirabelle
- Nektarine
- Olive (grün, schwarz)
- Orange
- Pampelmuse

- Papaya
- Pfirsich
- Pflaume
- Preiselbeere
- Quitte
- Reineclaude
- Stachelbeere
- Sternfrucht
- Wassermelone
- Weintraube (weiß, rot)
- Zitrone
- Zwetschge

Pilze

- Austernpilz / Austernseitling
- Champignon
- Egerling
- Flaschenbovist
- Kräuterseitling
- Maronenröhrling
- Morchel/Mu-Err-Pilz
- Pfifferling
- Riesenbovist
- Schopftintling
- Shiitake

- Steinpilz
- Trüffelpilz

Gemüse

- Alge (Nori, Wakame, Hijiki, Chlorella, Spirulina)
- Aubergine
- Bleichsellerie (Staudensellerie)
- Blumenkohl
- Bohnen, grün
- Boviste
- Brokkoli
- Chicoree
- Chinakohl
- Erbsen, frisch
- Erdmandel
- Fenchel
- Frühlingszwiebel
- Grünkohl
- Gurke
- Karotte
- Kartoffel
- Knoblauch
- Kohlrabi
- Kürbisarten

- Lauch (Porree)
- Mangold
- Maroni (Esskastanien)
- Navetten (weiße Rübchen)
- Okraschote
- Paprika
- Pastinake
- Petersilienwurzel
- Radicchio
- Radieschen
- Rettich (weiß, schwarz)
- Romanesco (Blumenkohlart)
- Rote Beete
- Rotkohl
- Schalotte
- Schwarzwurzel
- Spargel (gesund, aber nicht basisch)
- Spitzkohl (Zuckerhut)
- Stielmus
- Süßkartoffel
- Weißkohl
- Wirsing
- Zucchini
- Zwiebeln

Kräuter und Salate

- Basilikum
- Bataviasalat
- Bohnenkraut
- Borretsch
- Brennnessel
- Brunnenkresse
- Chicoree
- Chilischoten
- Chinakohl
- Colakraut
- Dill
- Eichblattsalat
- Eisbergsalat
- Endivien
- Feldsalat
- Fenchelkraut und -samen
- Friseesalat
- Gänseblümchen
- Gartenkresse
- Giersch
- Ingwer
- Kapern
- Kapuzinerkresse
- Kardamom
- Kerbel
- Kopfsalat
- Koriander
- Kreuzkümmel
- Kümmel
- Kurkuma (Gelbwurz)

- Liebstöckel
- Löwenzahn
- Lollo-Bionda-Salat
- Lollo-Rosso-Salat
- Majoran
- Meerrettich
- Melisse
- Muskatnuss
- Nelken
- Oreganum
- Petersilie
- Pfeffer (weiß, rot, schwarz, grün)
- Pfefferminze
- Pflücksalat
- Piment (Nelkenpfeffer)
- Portulak (Postelein)
- Radicchio
- Ringelblumenblüten
- Romanasalat
- Rosmarin
- Rucola (Rauke)
- Safran
- Salbei
- Sauerampfer
- Schlüsselblume (Blätter, Blüten und Wurzel)
- Schnittlauch
- Schwarzkümmel
- Sellerieblätter
- Spinat, jung
- Thymian
- Vanille
- Wermut

- Ysop
- Zimt
- Zitronenmelisse
- Zucchiniblüten

Sprossen und Keime

- Adzukibohnen-Sprossen
- Alfalfa-Sprossen
- Amaranth-Sprossen
- Bockshornklee-Sprossen
- Braunhirse-Sprossen
- Broccoli-Sprossen
- Buchweizenkeimlinge
- Gerstenkeimlinge
- Hirse-Sprossen
- Kohlrabi-Sprossen
- Koriander-Sprossen
- Kresse
- Leinsamen-Sprossen
- Linsen-Sprossen
- Mungobohnen-Sprossen
- Radieschensprossen
- Rettich-Sprossen
- Rucola-Sprossen
- Senfsprossen
- Sonnenblumenkerne-Sprossen
- Weizenkeimlinge

Nüsse und Samen

- Erdmandeln
- Mandelmus
- Mandeln
- Maroni (Esskastanien)

Hinweis:

Alle anderen Nüsse/Samen/Ölsaaten gehören zu den guten Säurebildnern. Ihr Säurepotential kann durch Einweichen über Nacht, also kurzes Ankeimen, noch weiter vermindert werden. Und je länger sie keimen, desto basischer werden sie.[4]

Eiweiß

- Bohnen
- Chiasamen
- Erbsen
- Hanfprotein
- Hanfsamen
- Linsen
- Lupinenmehl

4 Quelle: Akademie für Naturheilkunde

Nudeln

- Basische Konjak-Nudeln

Getränke

- kohlensäurefreies Mineralwasser
- alle Obst- und Gemüsesäfte, die in einer Saftpresse mit Schneckengetriebe entsaftet wurden
- Ingwerwasser
- Kräutertees ohne zusätzliche Aromen
- Zitronenwasser
- Pflanzenwasser, wie Kokoswasser, Ahornwasser, Kaktuswasser oder Birkenwasser

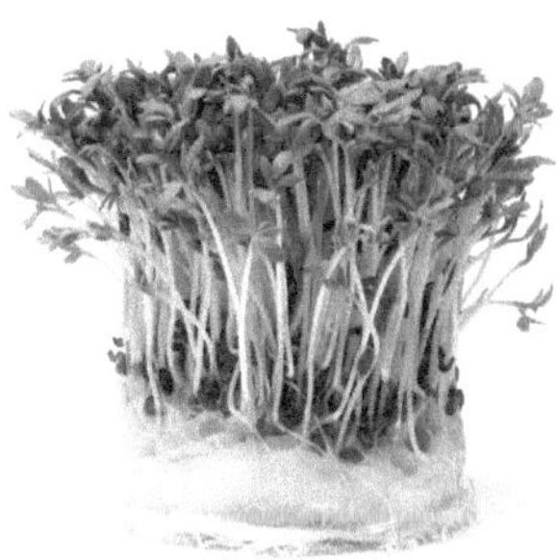

Kombinieren Sie saure Lebensmittel!

Saure beziehungsweise säurebildende Lebensmittel sollten möglichst immer mit basischen Lebensmitteln kombiniert werden. Denn säurebildende Lebensmittel sind nicht in jedem Falle automatisch auch schlecht und ungesund.

Im Gegenteil: Es gibt Lebensmittel, die zwar durchaus säurebildend wirken können, aber gleichzeitig sehr gesund sind, wie zum Beispiel Nüsse, Pseudogetreide (Quinoa, Amarant, Hirse) oder Hülsenfrüchte.

Auch die sauer wirkenden Mineralstoffe sind essentiell und wichtig, aber eben nicht im Überschuss.

Im Gegensatz zu den schlechten Säurebildnern wirken die guten Säurebildner außerdem nur auf wenigen Ebenen säurebildend.

Die guten Säurebildner sollten unbedingt in die basenüberschüssige Ernährung integriert werden, während man die schlechten Säurebildner besser konsequent meidet oder sie nur in Ausnahmefällen verspeist.[5]

5 Quelle: Akademie für Naturheilkunde

Gute Säurebildner

Zu den guten säurebildenden Lebensmitteln gehören:

- Nüsse (Walnüsse, Haselnüsse, Paranüsse, Pekannüsse, Macadamianüsse usw.)
- Ölsaaten (Leinsaat, Sesam, Hanfsaat, Sonnenblumenkerne, Kürbiskerne, Mohn usw. Lässt man die Saaten keimen, werden sie – je nach Keimdauer – basisch
- Hülsenfrüchte (Kernbohnen, Linsen, Kichererbsen, getrocknete Erbsen usw.)
- Kakaopulver in hoher Qualität, am besten in Rohkostqualität sowie selbstgemachte Schokolade
- Hirse
- Mais (zum Beispiel auch Polenta, Maisteigwaren) in kleinen Mengen
- Pseudogetreide (Quinoa, Amaranth, Buchweizen)
- Bio-Getreide (zum Beispiel Dinkel, Kamut oder Gerste) in kleinen Mengen – idealerweise als Keimbrot oder in Sprossenform (wenn keine Unverträglichkeiten oder Gesundheitsbeschwerden vorliegen)
- Getreideprodukte wie Bulgur und Couscous in kleinen Mengen, aber aus Dinkel, nicht aus Weizen
- Spargel
- In überschaubaren Mengen hochwertige

tierische Produkte aus biologischer Landwirtschaft: zum Beispiel Bio-Eier oder Fisch aus Bio-Aquakultur
- Hochwertiger Bio-Tofu und hochwertige fermentierte Sojaprodukte wie Miso und Tempeh
- Hochwertige pflanzliche Proteinpulver (wenn ein Proteindefizit besteht) wie Hanf- oder Reisprotein [6]

6 Quelle: Akademie für Naturheilkunde

Schlechte Säurebildner

Zu den schlechten säurebildenden Lebensmitteln gehören:

* Alkohol- und koffeinhaltige Produkte
* Eier aus konventioneller Landwirtschaft
* Essig
* Fleisch aus konventioneller Landwirtschaft
* Fleischbrühe, Wurstwaren, Schinken
* Fisch und Meeresfrüchte aus konventioneller Aquakultur oder aus belasteten Regionen stammend
* Fertigprodukte aller Art, insbesondere solche aus konventioneller Erzeugung
* Fertiggetränke wie Softdrinks (zum Beispiel Limonade, Cola), Fruchtsaft aus Konzentrat, Isodrinks, Proteindrinks, Milchshakes, Drinks zum Abnehmen
* Getreideprodukte aus Auszugsmehlen (Back- und Teigwaren wie Kuchen, Gebäck, süße Teilchen, Nudeln, manche Frühstückscerealien wie zum Beispiel Cornflakes, Fertigmüslis, Crispies, Crunchies usw.)
* Kaffee, auch Getreide-, Instant- und koffeinfreier Kaffee
* Ketchup
* Kohlensäurehaltige Getränke
* Milch und Milchprodukte: Quark, Joghurt, Kefir und alle Käsesorten, auch von Schaf

und Ziege; gerade auch alle fettarmen Milchprodukte; Ausnahme Butter, Ghee und Sahne (in Bio-Qualität, die neutral eingestuft werden)

* Produkte aus Gluten (Seitan), zum Beispiel vegetarische Würste, Aufschnitt, Bolognese etc.
* Stark verarbeitete Sojaprodukte (insbesondere das texturierte Sojaprotein, das mit TVP abgekürzt wird und in getrockneter Form als Grundlage für Hackfleischersatz, Gulaschersatz o. ä. angeboten wird)
* Sämtliche Produkte, die Zucker enthalten
* Süßungsmittel wie Dicksäfte, aber auch Honig
* Speiseeis, auch Wasser-, Soja- und Joghurteis – Ausnahme: Basisches Eis
* Senf
* Sauerkonserven
* Tee (schwarzer Tee, Früchtetee, Eistee usw., lediglich Kräutertees sind basisch, sogar hochbasisch) [7]

---

7 Quelle: Akademie für Naturheilkunde

Abnehmen mit Spaßfaktor

Karin Schweitzer

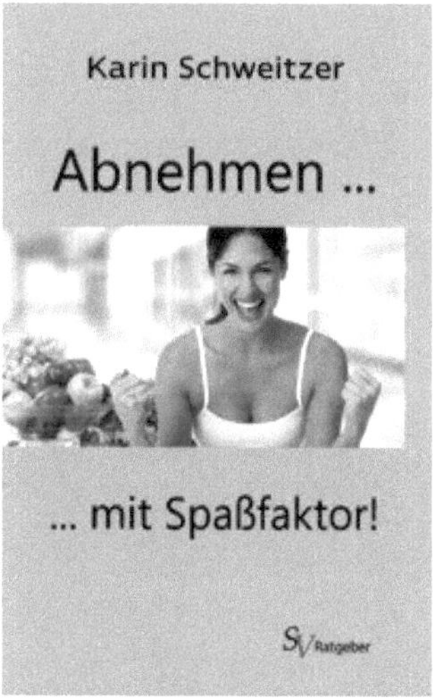

Sie wollen abnehmen?

Bisher hat keine Diät wirklich geholfen, weil nach ein paar Wochen der JoJo-Effekt eintrat?

Es soll keine Mühe machen?

Keine Kalorien zählen, auch keine Punkte zusammenrechnen? Nichts wiegen, einfach nur bestimmte Lebensmittel weglassen und Ihre Pfunde purzeln sehen?

Das Abnehmen soll Spaß machen und von Erfolg gekrönt sein?

Glückwunsch! Sie haben das richtige Buch dafür gefunden!

Wissenswertes rund um unseren Körper und unserer Lebensmittel, viele leckere Rezepte und ein Ernährungstagebuch unterstützen Sie bei der Reduzierung Ihres Körpergewichtes.

ISBN 978-3-86332-044-7 € 19,90

Schlüssel zum Glück
Ergebnisse einer Suche

Karin Schweitzer

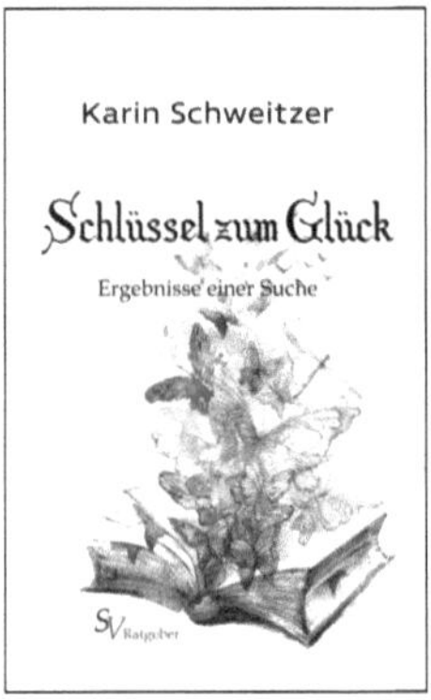

Dieses Buch widme ich den Lesern, die sich aufgemacht haben einen Weg für mehr Freude, mehr Lebenslust und mehr Zufriedenheit in ihrem Leben zu finden und denen, die das noch vorhaben. Einen Weg, wie ich es gern ausdrücke, für ein Leben in Glück und Erfüllung.

Für jeden Menschen gibt es einen anderen Weg, der ihn zu seinem Schlüssel führt, einem Schlüssel, der zum Schloss seiner Wesensart passt. Ich lade Sie herzlich ein über meine Erlebnisse, meine Erfahrungen und mein Wissen das Glück betreffend, Ihren Schlüssel zu finden und auf dem Weg dorthin Bekanntes zu überdenken und Neues auszuprobieren.

Ich denke, dass alles gut so ist, so wie es ist, alles seinen Sinn und nur die Bedeutung hat, die wir ihm geben. Wenn ich mit meinem Leben unzufrieden bin und etwas ändern möchte, so steht es mir frei, die Reise zu meinem wahren Selbst zu wagen, mein Wesen zu entdecken und herauszufinden, was mich im Leben wirklich antreibt, inspiriert und glücklich macht.

ISBN Buch 978-3-86332-043-0 12,50€